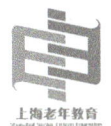

上海市老年教育普及教材

上海市学习型社会建设与终身教育促进委员会办公室

老年人的"万一"

维 权 篇

Laonianren de Wanyi

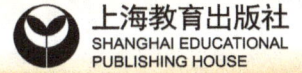

上海教育出版社
SHANGHAI EDUCATIONAL PUBLISHING HOUSE

上海市老年教育普及教材编写委员会

顾　　问：袁　雯
主　　任：李骏修
副 主 任：俞恭庆　刘煜海　庄　俭　陈跃斌
委　　员：夏　瑛　符湘林　王莳骏　李学红
　　　　　沈　韬　曹　珺　吴　强　熊仿杰
　　　　　阮兴树　郭伯农　包南麟　朱明德
　　　　　李亦中　张主方

本书编写组

主　　编：谢　晶　李中华
漫画设计：顾鼎夫　蔡春光　沈筱旻
　　　　　　毛明珠　李壮壮　谢　晶
指　　导：李中华

合作机构

上海飞果信息技术有限公司

丛书策划

朱岳桢　杜道灿

前 言

根据上海市老年教育"十二五规划"提出的实施"个、十、百、千、万"发展计划中"编写100本老年教育教材，丰富老年学习资源，建设一批适合老年学习者需求的教材和课程"的要求，在上海市学习型社会建设与终身教育促进委员会办公室、上海市老年教育工作小组办公室和上海市教委终身教育处的指导下，由上海市老年教育教材研发中心会同有关老年教育单位和专家共同研发的"上海市老年教育普及教材"，共100本正式出版了。

此次出版"上海市老年教育普及教材"的宗旨是编写一批能体现上海水平的、具有一定规范性及示范性的老年教材；建设一批可供老年学校选用的教学资源；完成一批满足老年人不同层次需求的、适合老年人学习的、为老年人服务的快乐学习读本。

"上海市老年教育普及教材"的定位主要是面向街（镇）及以下老年学校，适当兼顾市、区老年大学的教学需求，力求普及与提高相结合，以普及为主；通用性与专门化相兼顾，以通用性为主。编写市级普及教材主要用于改善街镇、居村委老年学校缺少适宜教材的实际状况。

"上海市老年教育普及教材"在内容和体例上尽量根据老年人学习的特点进行编排，在知识内容融炼的前提下，强调基础、实用、前沿；语言简明扼要、通俗易懂，使老年学员看得懂、学得会、用得上。教材分为三个大类：做身心健康的老年人；做幸福和谐的老年人；做时尚能干的老年人。每个大类包含若干教材系列，如"老年人万一系列""中医与养生系列""孙辈亲子系列""老年人心灵手巧系列""老年人玩转信息技术系列"等。

"上海市老年教育普及教材"在表现形式上，充分利用现代信息技术和多媒体教学手段，倡导多元化教与学的方式，创新"纸质书、电子书、计算机网上课堂和无线终端移动课堂"四位一体的老年教育资源。在已经开通的"上海老年教育"App上，老年人可以免费下载所有教材的电子版，免费浏览所有多媒体课件；上海老年教育官方微信公众号"指尖上的老年学习"也已正式运营，并将在2015年年底推出"老年微学课堂"，届时我们的老年朋友可以在微信上"看书""听书""学课件"。

"上海市老年教育普及教材"编写工作还处于起步阶段，希望各级老年学校、老年学员和广大读者提出宝贵意见。

上海市老年教育普及教材编写委员会
2015年6月

编者的话

俗话说得好：不怕一万就怕万一。随着年龄日渐增长，老年朋友们，尤其子女不在身边的老人们在生活中会遇到形形色色的维权问题，但是对于不懂维权的老人可怎么办才好呢？老年人该如何维护自己的法律权益呢？

在针对老年朋友遇到突发情况编写的三本知识书《健康篇》《安全篇》《生活篇》出版之后，万教授再次出山，帮助老人用相关的基础知识武装自己、保护自己；让每个老人在突发事件的第一时间采取正确的应对方式维护自己的合法权益。

万教授《维权篇》主要教老人如何维护自己的法律权益。根据相关研究，涉及老年人法律维权方面的问题主要集中在子女赡养、财产分割、房屋产权以及遗弃、虐待等方面。

而本教材就是通过有趣的情景动画让老年人带着问题进入故事情境中，万教授在情境中亲自带领老年人去解决问题。通过万教授《维权篇》，可以加强法律宣传普及，让老年人在碰到维权问题时，不再惊慌失措，而是通过所学到的维权知识，用法律武器来维护自己的权益。

"万一"系列编写团队在教材编写过程中可能还有不足的地方，我们将继续学习并为老人们提供更好更实用的学习内容。

特此感谢李中华律师对《维权篇》编写的指导。

目 录

第一节　万一子女违抗判决不给赡养费，怎么办？　/1

第二节　万一子女没能力赡养，怎么办？　/7

第三节　万一再婚，子女不赡养怎么办？　/12

第四节　万一子女不要遗产不赡养，怎么办？　/17

第五节　万一养子女不赡养，怎么办？　/22

第六节　万一借钱给子女有去无回，怎么办？　/28

第七节　万一再婚，婚前财产怎么算？　/33

第八节　万一老伴去世，婚前财产算遗产吗？　/38

第九节　万一请人代写遗嘱，有效吗？　/43

第十节　万一遗嘱没有公证，有效吗？　/49

第十一节	万一想立录音遗嘱，有效吗？	/54
第十二节	万一儿媳证明遗嘱，有效吗？	/59
第十三节	万一女儿出嫁不赡养，怎么办？	/65
第十四节	不带孙辈，万一子女不赡养怎么办？	/70
第十五节	万一母子断绝关系了，还能要求赡养吗？	/75
第十六节	万一成了空巢老人，怎么办？	/81
第十七节	万一存款变保单，怎么办？	/86
第十八节	万一买东西被忽悠，怎么办？	/92
第十九节	万一打官司中途缺钱，怎么办？	/98
附件		/104

第一节
万一子女违抗判决不给赡养费，怎么办？

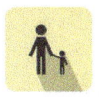 **情景案例**

张某因为不赡养80多岁的父亲而被父亲老张起诉了。老张赢了官司但张某依然不给赡养费。面对子女的冷漠老张束手无策，他应该怎么办？

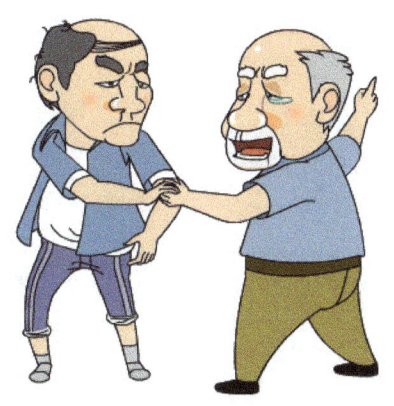

儿子不孝不赡养，
上到法院把他告。

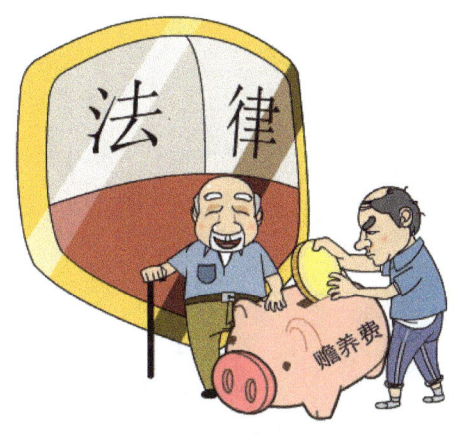

赢了官司也没用，
还是不给赡养费。

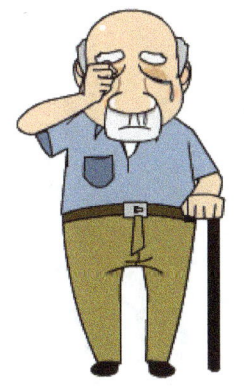

唉，我老汉应该怎么办，
怎么办？

解决方案

俗话说,浪子回头金不换。可老张的儿子是浪子断头不换金!为了金钱,他早就在不孝的道路上狂奔得太远了。违抗法院判决,坚决不给赡养费,勇气虽然可嘉,但是用错了地方。面对这样的情况,老张必须拿起法律武器再次维护自己的权利,不仅要拿赡养费,做爹的尊严也一定要找回来。

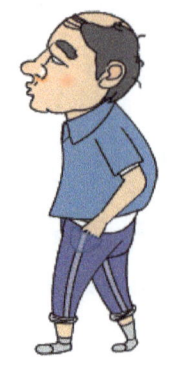
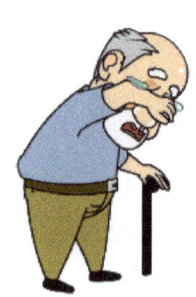

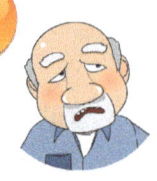 我该怎么做才能拿到赡养费呢?

集齐以下几道护身符:强制执行申请书、老张本人的身份证、民事判决书以及复印件向原一审区级人民法院申请强制执行,法院会在受理之后六个月内执行完毕。虽然时间要等六个月,但别放弃希望。毕竟,半年之后就能打个翻身仗!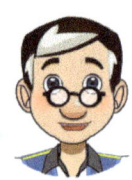

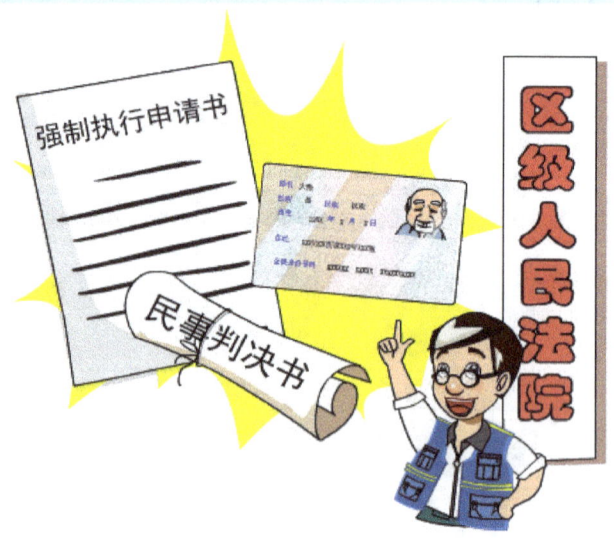

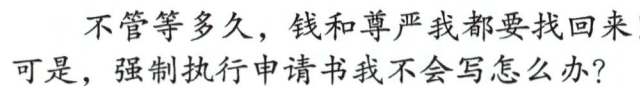

不管等多久，钱和尊严我都要找回来！可是，强制执行申请书我不会写怎么办？

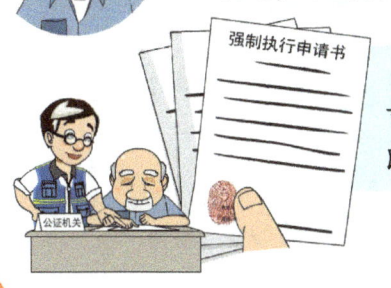

如果老张自己不会写，可以请律师代写，本人签字即可。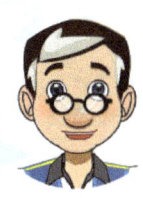

 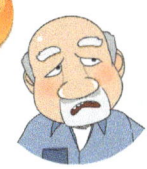

我眼睛不好，没法签字，请律师代签一下吧。

就算律师愿意，法律也不承认有效，申请书必须本人签名。如果老张没法签字可以按手印，同时由公证机关公证按手印过程，并提交法院。另外，老张最好能够提供儿子的财产线索。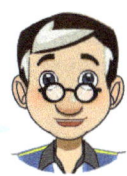

 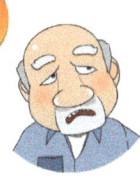

财产线索我能提供，可我担心儿子把财产藏起来，怎么办？

法院会自动查询老张儿子的财产（银行存款、股票、基金、车辆、房产以及其他），法网恢恢，疏而不漏！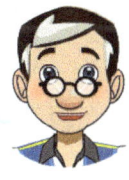

 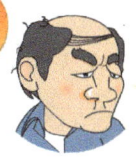

我的财产早就转到我老婆名下了，你们想查也查不着！

老张可以向法院申请追加儿媳作为被执行人，儿媳名下的财产同样可以支付赡养费。别忘了，拒绝赡养必须教育，强制执行有法可依。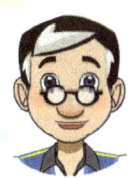

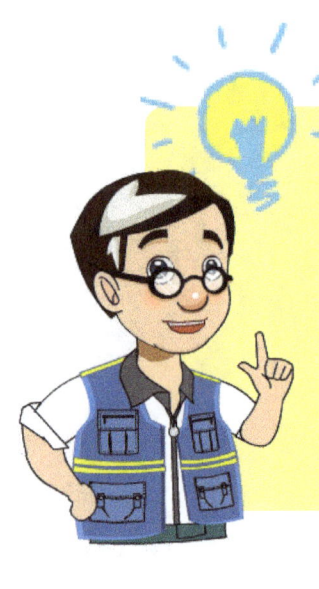

小贴士

如何申请法院强制执行？
1. 应该提供亲笔签名的强制执行申请书。
2. 应向原审区级人民法院申请执行。
3. 应该在判决书生效之日起两年内提出。
4. 最好能够提供被执行人的财产线索。

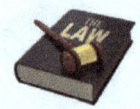

多知道点

一、申请执行的管辖法院

赡养的案件，一般由财产所在地区级法院或被执行人区级法院管辖。一般情况下，一审区级法院基本是执行的管辖法院。

《民事诉讼法》第二百二十四条规定，发生法律效力的民事判决、裁定以及刑事判决、裁定中的财产部分，由第一审人民法院或者与第一审人民法院同级的被执行的财产所在地人民法院执行。

法律规定由人民法院执行的其他法律文书，由被执行人住所地或者被执行的财产所在地人民法院执行。

二、执行期限

执行期限一般为六个月，即法院在受理后六个月内执行完毕。

《民事诉讼法》第二百二十六条规定，人民法院自收到申请执行书之日起超过六个月未执行的，申请执行人可以向上一级人民法院申请执行。上一级人民法院经审查，可以责令原人民法院在一定期限内执行，也可以决定由本院执行或者指令其他人民法院执行。

三、申请执行的期间

申请执行的有效期间为两年，从判决书或调解书生效之日起开始计算两年。如果两年内不申请执行，法院将不再受理执行。

《民事诉讼法》第二百三十九条规定，申请执行的期间为两年。申请执行时效的中止、中断，适用法律有关诉讼时效中止、中断的规定。

前款规定的期间，从法律文书规定履行期间的最后一日起计算；法律文书规定分期履行的，从规定的每次履行期间的最后一日起计算；法律文书未规定履行期间的，从法律文书生效之日起计算。

四、执行的申请

执行一般是由当事人提交申请启动的。如果不提交申请，法院不会主动启动申请程序的。

《民事诉讼法》第二百三十六条规定，发生法律效力的民事判决、裁定，当事人必须履行。一方拒绝履行的，对方当事人可以向人民法院申请执行，也可以由审判员移送执行员执行。

调解书和其他应当由人民法院执行的法律文书，当事人必须履行。一方拒绝履行的，对方当事人可以向人民法院申请执行。

五、申请提供的资料

1. 强制执行申请书一份。

申请人为法人或其他组织的，强制执行申请书应加盖公章；申请人为自然人的，应由本人在强制执行申请书上签名或按手印。强制执行申请书不得使用圆珠笔书写，不得使用复印件。

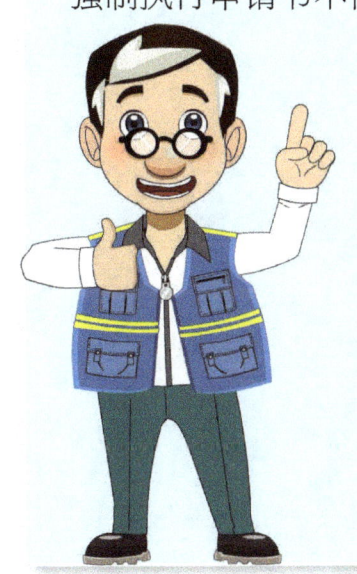

2. 证明申请人主体资格的材料一份，受委托代为申请强制执行的，一并提供委托代理资料。

自然人的主体资格证明材料即身份证复印件；委托律师的，应该向律师出具一份授权委托书。

3. 具有强制执行内容的生效法律文书原件一份和复印件一份。法院出具的生效法律文书应加盖法律文书生效章；如果经过两级法院审理，一、二审法院的法律文书均须提供；具有强制执行内容的生效法律文书原件即生效的判决书、裁定书或调解书。

4. 被申请人财产线索清单。已经对被申请人的财产采取保全措施的，应提交采取保全措施的民事裁定书复印件一份。

（以上内容由上海众华律师事务所李中华律师提供。）

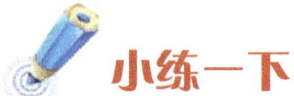

小练一下

选择题

1. 老张眼睛不好，没办法在《强制执行申请书》上签字，那他应该怎么办？
   A．按手印　　　　　　　　B．请律师代签

   正确答案：A．按手印。

2. 如果老张的儿子把财产都转移到他媳妇的名下，老张能否让他的儿媳进行支付？
   A．能　　　　　　　　　　B．不能

   正确答案：A．能。

第二节
万一子女没能力赡养，怎么办？

 ## 情景案例

老张的儿子失业，没有能力赡养老张，而老张的孙子收入还不错。遇到这种情况，老张应该怎么办？

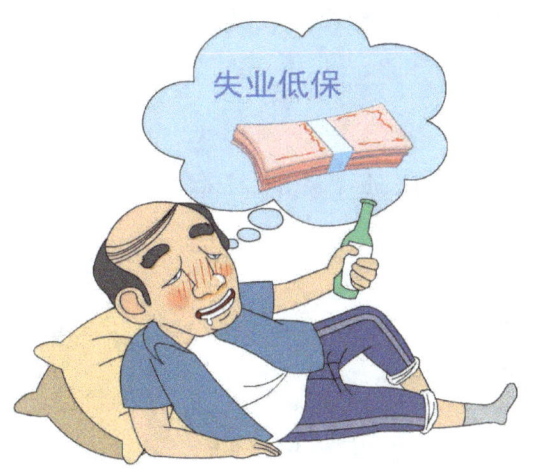

儿子失业享低保，
哪有能力赡养我！

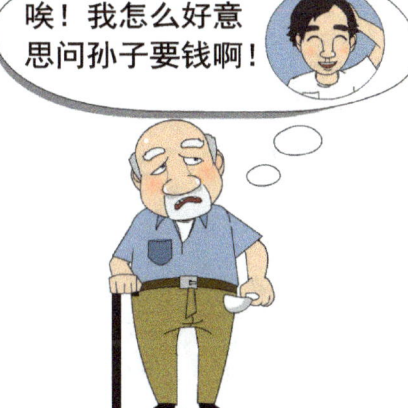

孙子还算有点钱，
怎好意思问他要！

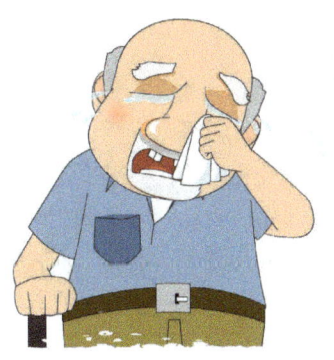

唉！我老张赡养难保障，
难保障！

解决方案

在我国，子女家庭人均月收入低于最低生活保障线，则视为该子女无力承担赡养费。看来，养儿防老有时也不是那么靠谱。那么，像老张这类失去儿女庇护的老人是不是真的没有保障呢？《婚姻法》规定：有负担能力的孙子女、外孙子女对祖父母、外祖父母有赡养义务。所以，老张的赡养费可以由孙子来支付。

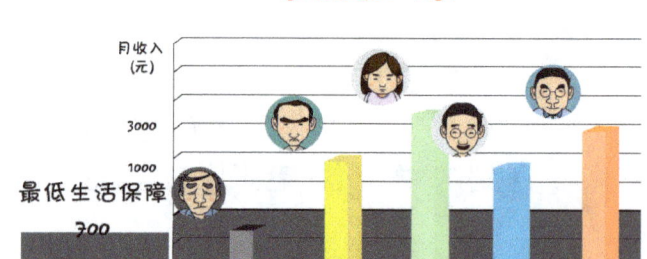

家庭收入表

① 可是，我怎么做才能让孙子支付赡养费呢？

确实，父辈的责任空降到自己的头上，孙子孙女们或多或少有点想法，心里凉凉的。这时候，就需要居委会出面调解，帮助老张实现和谐收取赡养费。

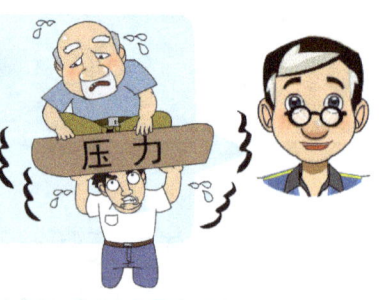

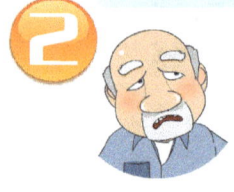

② 唉，要是我孙子不同意居委会的调解怎么办？

的确，要是遇上有钱但不孝的孙子拒绝支付赡养费，居委会大妈们也只能挥一挥红袖章，带不走一毛钱。如果调解不成，就必须使出撒手锏——运用法律手段解决问题。集齐五道护身符：户口本复印件、儿子的身份证复印件、孙子的身份证复印件、儿子领取社会低保的社区证明、起诉状，向孙子所在地的区级法院提起诉讼。拿赡养费，妥妥的。

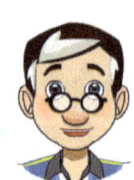

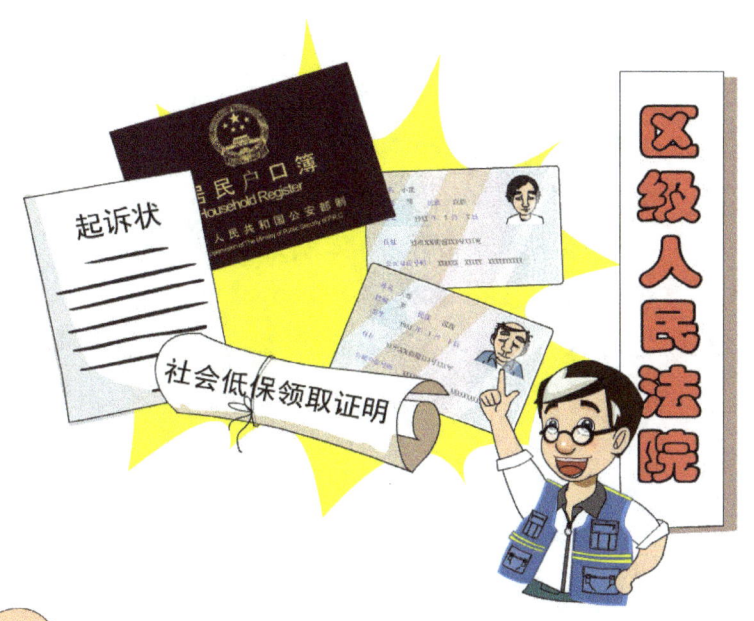

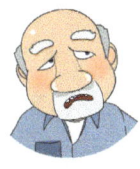
谢谢谢谢,终于拿到赡养费了。

3

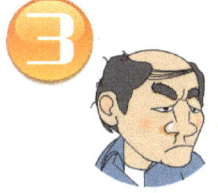
我爹的赡养费有着落了,可是我的呢?

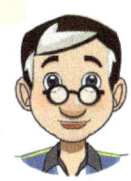
如果孙子能承担2000元的赡养费,一般情况下,祖父和父亲各得1000元。

4

万一以后孙子也没有经济能力承担我的赡养费怎么办?

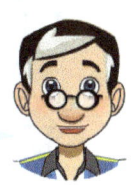
在这种情况下,老张还可以寻求社会救助(打热线,发新闻)。别忘了社会是你家,养老靠大家!

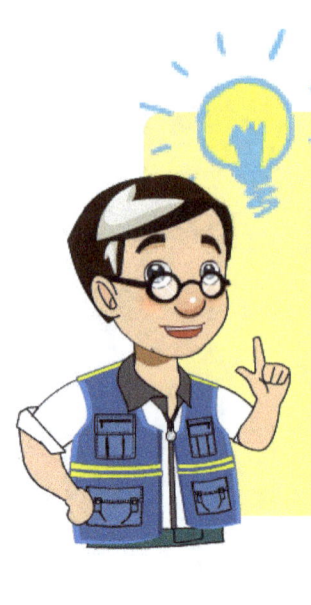

小贴士

1. 孙子、孙女不能以只承担父母的赡养为由,拒绝承担赡养祖辈的义务。
2. 儿子领取社会低保的证明文件可以在所在街道办理。
3. 起诉状可以本人写,也可以委托律师和他人来写。

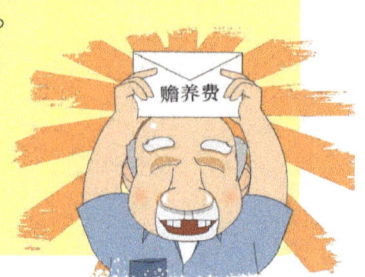

多知道点

赡养义务人不仅包括子女还包括具有赡养能力的孙子或孙女。如果子女无赡养能力,可以由具备赡养能力的孙子或孙女履行赡养义务。

《老年人权益保障法》第十四条规定赡养人应当履行对老年人经济上供养、生活上照料和精神上慰藉的义务,照顾老年人的特殊需要。赡养人是指老年人的子女以及其他依法负有赡养义务的人。

《婚姻法》规定:有负担能力的孙子女、外孙子女,对于子女已经死亡的祖父母、外祖父母,有赡养义务。

这种赡养是有条件的,须孙子女、外孙子女有负担能力。

(以上内容由上海众华律师事务所李中华律师提供。)

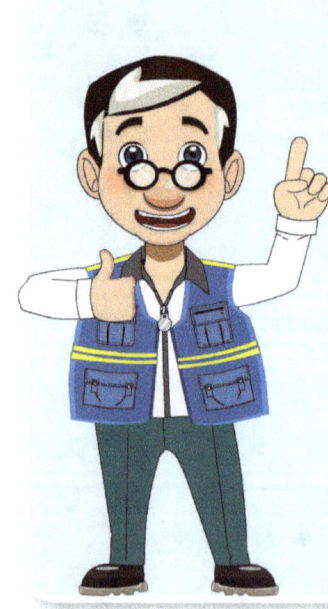

选择题

1. 老张的儿子没有能力支付老张的赡养费,那老张的赡养费能不能由他的孙子来支付呢?
   A．能　　　　　　B．不能

   正确答案：A．能。

2. 老张的孙子能否只给老张赡养费而不给他父母赡养费?
   A．能　　　　　　B．不能

   正确答案：B．不能。

第三节
万一再婚,子女不赡养怎么办?

 情景案例

老张丧偶后,和一位老太太结了婚,可是老张的儿子坚决反对这桩婚事,也不再给赡养费。遇到这种情况,老张应该怎么办?

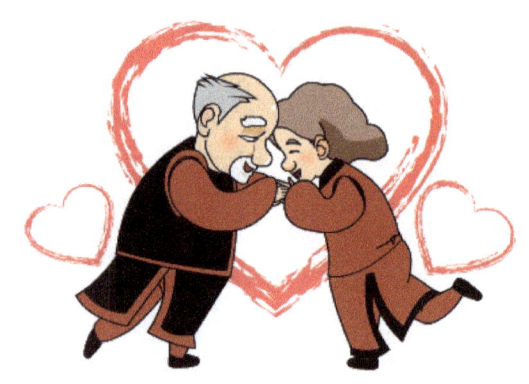

老来丧偶求个伴,
情投意合把证办。

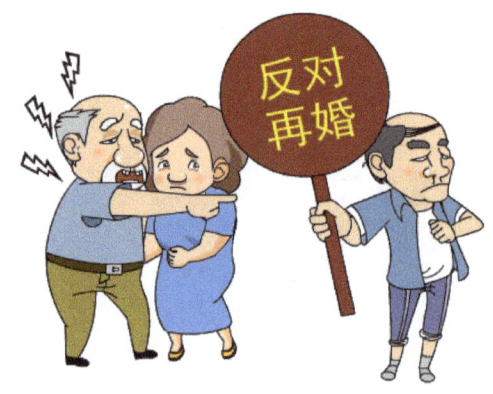

儿子反对我结婚,
从此不给赡养费。

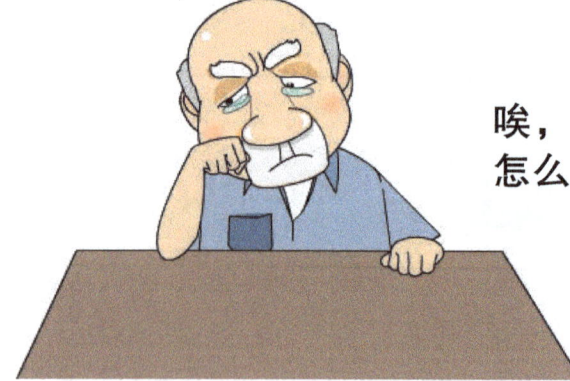

唉,我老张应该怎么办,
怎么办?

 **解决方案**

在古代,夫妻之间经常用"不求同年同月同日生,但求同年同月同日死"来表达对伴侣的忠贞不渝。不过万教授认为,相比起殉情,好好活着不失为一种更好的纪念方式。随着社会的进步,一部分开明的独身老人更是选择了"夕阳红""晚来春",找个老伴度晚年。可要是儿女的思想跟不上节奏,情况就复杂了。他们不但反对老人再婚,还用断绝经济供养等方式进行威胁!

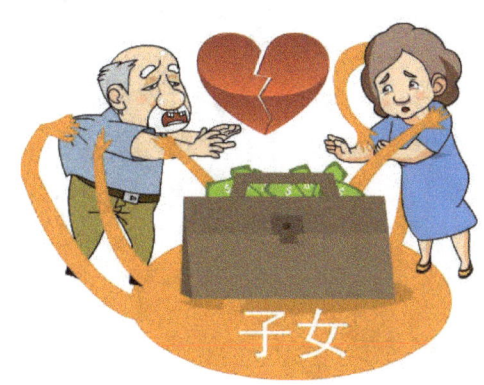

唉,说出来都是泪啊,我该怎么办?

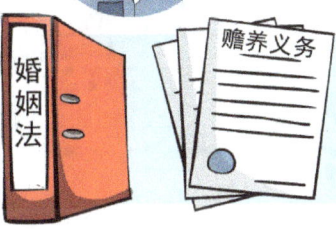

别担心!《婚姻法》规定:子女对父母的赡养义务,不因父母的婚姻关系变化而终止。

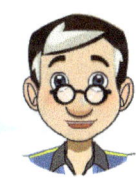

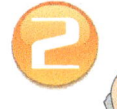

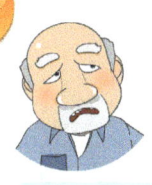

可是,我怎么做才能让儿子支付赡养费呢?

首先可以请居委会出面调解,帮助老张实现和谐收费。要是居委会大妈们的三寸不烂之舌都不能说服小张,就只能使出撒手锏——运用法律手段解决问题了。集齐三道护身符:户口本复印件、儿子身份证复印件、起诉状,到老张儿子居住所在地的区级人民法院提起诉讼。拿赡养费,妥妥的!

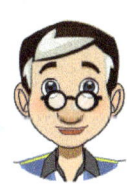

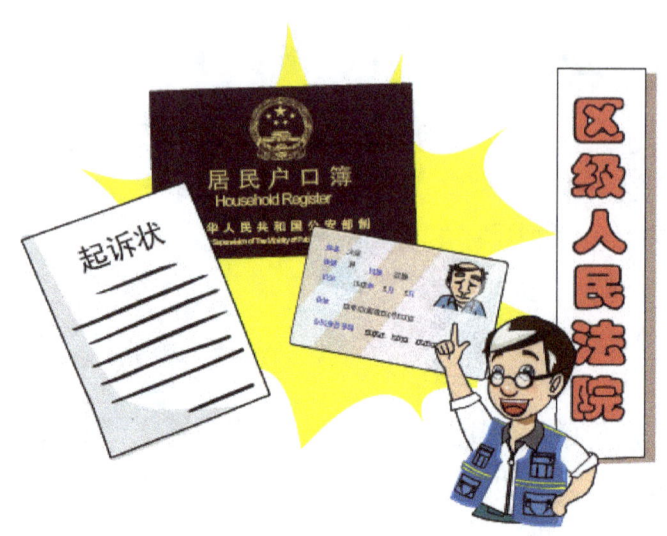

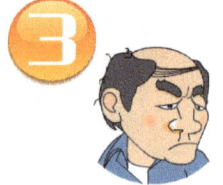

③ 赡养我爹可以，但是这个名义上的娘，我一毛钱都不给！

④ 他不给我赡养费，也别想拿我的遗产！

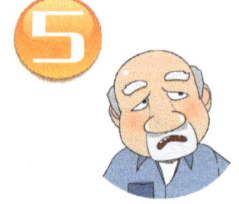

⑤ 唉！这真是一团糟呀！

如果子女与配偶之间具有抚养关系，则子女有赡养义务，也享有继承权；但因为小张与老张新婚老妻，没有抚养关系，也因此没有赡养义务和继承权。不过万教授还是奉劝：少一点计较，多一点沟通；有家不容易，有爱才温暖。

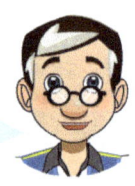

小贴士

1. 为了防止此类事件的发生，老张婚前应与儿子多沟通。
2. 一些子女由于担心财产分配的问题，阻止父母再婚。老张可以和再婚的对象签订婚前协议，打消子女对财产分配问题的顾虑。
3. 老年朋友要牢记，老年人的婚姻同样受法律保护，子女的赡养义务不因老年人的婚姻变化而消除。

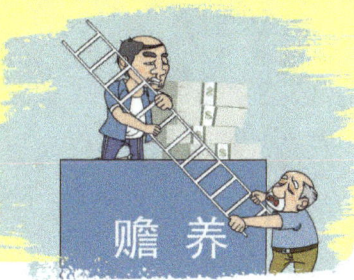

多知道点

一、赡养老人是法定义务，不得以任何理由拒不履行赡养义务

《婚姻法》规定，父母对子女有抚养教育的义务；子女对父母有赡养扶助的义务。

子女不履行赡养义务时，无劳动能力的或生活困难的父母，有要求子女付给赡养费的权利。

《老年人权益保障法》第十九条规定，赡养人不得以放弃继承权或者其他理由，拒绝履行赡养义务。

赡养人不履行赡养义务，老年人有要求赡养人付给赡养费等权利。

二、老年人再婚受法律保护

老年人再婚受法律保护，赡养人不得因老年人的婚姻变化为由拒不履行赡养义务。

《婚姻法》规定，结婚必须男女双方完全自愿，不许任何一方对他方加以强迫或任何第三者加以干涉。

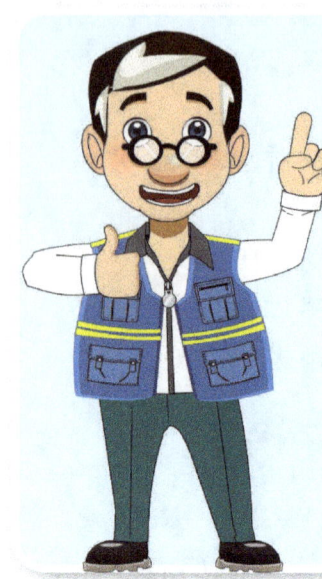

《老年人权益保障法》第二十一条规定，老年人的婚姻自由受法律保护。子女或者其他亲属不得干涉老年人离婚、再婚及婚后的生活。

赡养人的赡养义务不因老年人的婚姻关系变化而解除。

（以上内容由上海众华律师事务所李中华律师提供。）

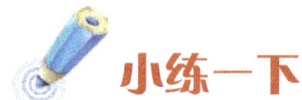 小练一下

选择题

1. 老张的新婚老妻没有抚养老张儿子，她能得到老张儿子的赡养费吗？
   A．能　　　　　　　B．不能

   正确答案：B．不能。

2. 老张儿子没有赡养老张的新婚老妻，他能否继承老张新婚老妻的财产呢？
   A．能　　　　　　　B．不能

   正确答案：B．不能。

第四节
万一子女不要遗产不赡养，怎么办？

 ## 情景案例

张阿姨自己有一套房，大儿子结婚后搬出去住了，只有小儿子照顾张阿姨。大儿子决定不参与房子的继承，也不给母亲赡养费。遇到这种情况，张阿姨应该怎么办？

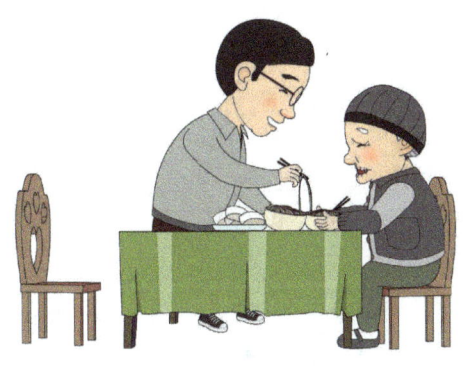

独居一套三居室，
小儿同住照顾我。

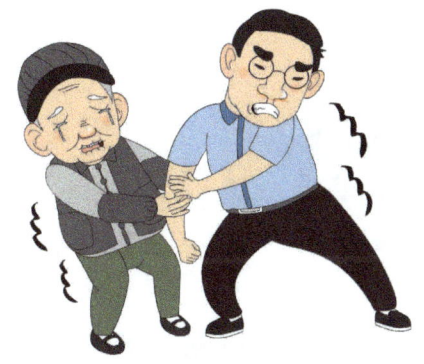

大儿结婚早分家，
不要遗产不赡养。

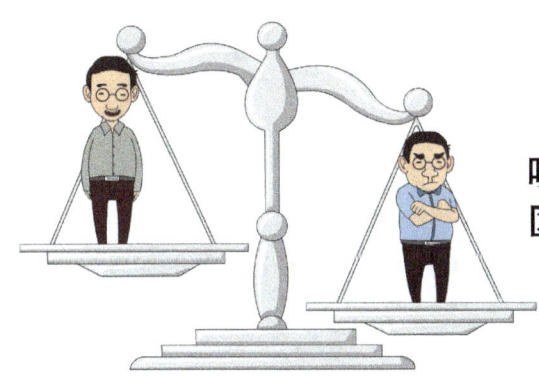

唉，两个儿子区别大，
区别大！

解决方案

在电视剧中,我们经常看到儿女们明争暗斗就为了争夺老爸的财产、家业,甚至王位;而现实生活中,有些儿女却主动放弃继承权,如果你想给他们的孝心点个赞,那你就大错特错,他们这么做其实是为了……不支付赡养费。

唉,谁叫你不是李嘉诚,没那么多遗产呢?不过,遇到这样的儿女,老人们真的只能以房养老了吗?不!《老年人权益保障法》规定:赡养人不得以放弃继承权或者其他理由,拒绝履行赡养义务。

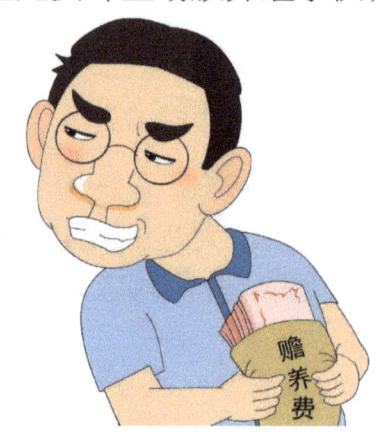

1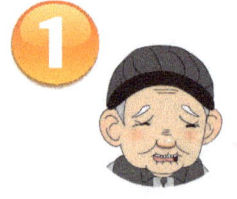

那我怎么才能让大儿子支付赡养费呢?

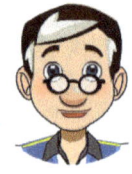

这个时候,就该咱们的"及时雨"——居委会出马了,协调张阿姨和大儿子的赡养费支付问题,效率杠杠的。

2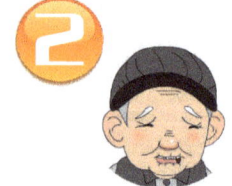

要是我大儿子不同意协调怎么办呢?

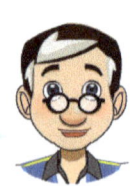

那就只有使出撒手锏——运用法律手段解决问题了。集齐三道护身符:起诉状、自己的身份证复印件以及大儿子的身份证或者户口本复印件,向大儿子居住地的区级人民法院提起诉讼。拿赡养费,妥妥的!

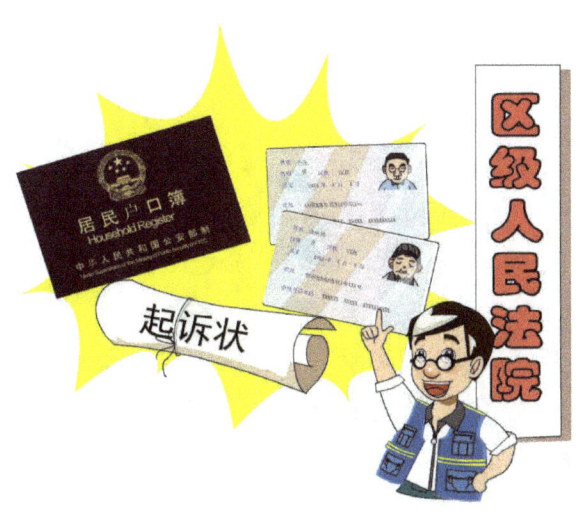

3 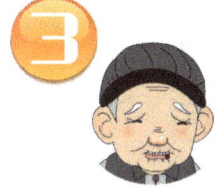 如果我大儿子不出庭怎么办？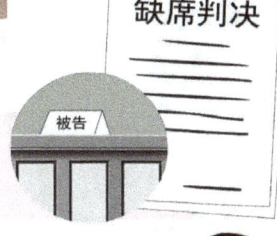

法院经正当传唤后，被告拒绝出庭，可以缺席判决。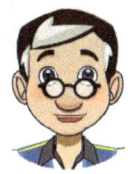

4 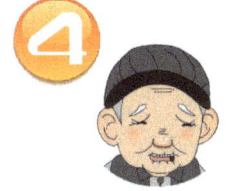 如果大儿子不赡养我，他还有继承权吗？

继承权不是随随便便就能享有的，不履行赡养义务就会丧失继承权。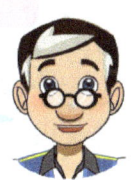

5 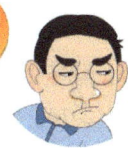 要我付赡养费可以，那我妈的遗产得我和弟弟平分！

确实，履行赡养义务享有继承权。不过如果张阿姨不想把财产留给大儿子，也可以立遗嘱说明，同样具有法律效力。记住，赡养是应尽义务，不存在利益交换。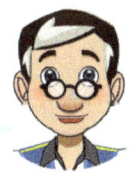

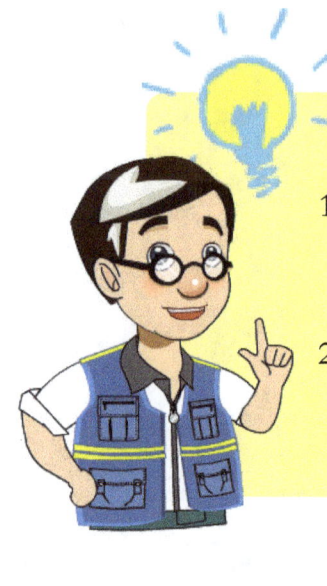

小贴士

1. 如果张阿姨通过居委会与大儿子就赡养费支付问题协调成功，那她与大儿子签订的调解书是具有法律效力的。
2. 如果调解不成功，张阿姨应该向大儿子所在地的区级人民法院提起诉讼。

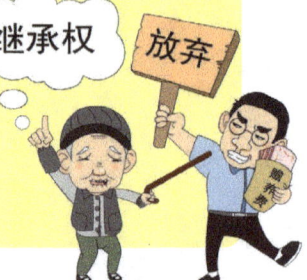

多知道点

赡养和继承权的放弃是两个完全不同的法律概念。

赡养，是指子女对父母在经济上的供养、生活上的照料及精神上的慰藉。

我国《宪法》规定，成年子女有赡养扶助父母的义务。

《中华人民共和国老年人权益保障法》规定：赡养人不得以放弃继承权或者其他理由，拒绝履行赡养义务。

也就是说赡养人赡养父母的义务是法定的，是必须履行的，除非赡养人完全丧失赡养能力，否则就是无条件的。

继承权是公民的一项基本权利，继承人可以根据自己的意志决定接受还是放弃。

但赡养父母是法定义务，不因放弃继承权而免除。表示放弃继承权，只能产生继承权放弃的法律效力，并不能依此为由拒绝履行赡养义务。

根据司法部《赡养协议公证细则》第九条规定，赡养协议中不得有处分被赡养人财产或以放弃继承权为条件不尽赡养义务等，侵害被赡养人合法权益的违反法律、政策的内容。

如果拒不履行，可以根据《中华人民共和国老年人权益保障

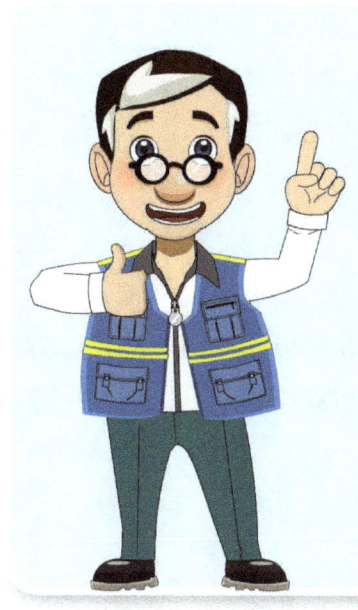

法》第七十四条规定，老年人与家庭成员因赡养、抚养或者住房、财产等发生纠纷，可以申请人民调解委员会或者其他有关组织进行调解，也可以直接向人民法院提起诉讼。

人民调解委员会或者其他有关组织调解钱款纠纷时，应当通过说服、疏导等方式化解矛盾和纠纷；对有过错的家庭成员，应当给予批评教育。

（以上内容由上海众华律师事务所李中华律师提供。）

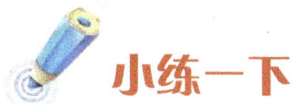

选择题

1. 张阿姨的大儿子放弃继承权，还需要支付张阿姨赡养费吗？
   A．需要　　　　　　　B．不需要

   正确答案：A．需要。

2. 如果张阿姨的大儿子支付赡养费，他一定能得到张阿姨的遗产吗？
   A．能　　　　　　　　B．不一定

   正确答案：B．不一定。

第五节
万一养子女不赡养,怎么办?

 情景案例

老赵夫妇生活不能自理,需要专人看护。他们只有一个养女,可是养女认为自己和老赵夫妇没有血缘关系,不给赡养费。遇到这种情况,老赵夫妇应该怎么办?

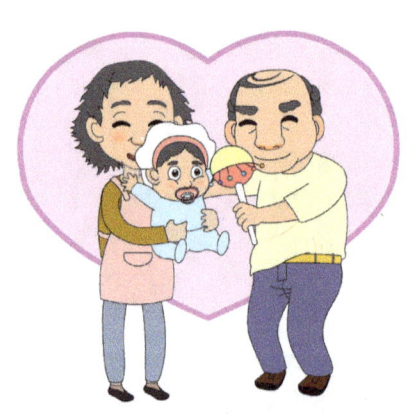

四十年前得养女,
悉心养育二十载。

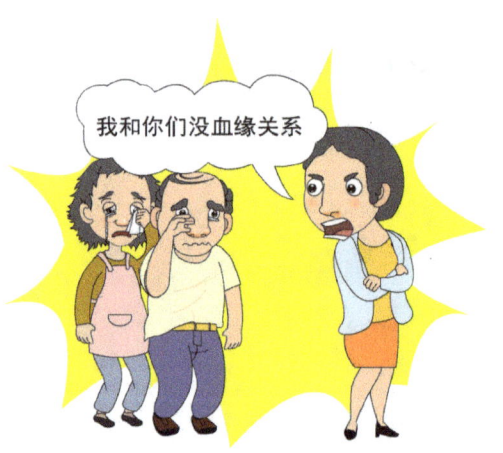

如今成家又立业,
却说爹娘无血缘。

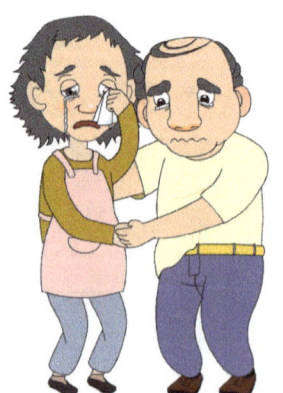

唉,把我夫妻丢一边,
丢一边!

解决方案

养个孩子需要多少元钱？有网友列出中国十大城市生养成本排行榜，最低也要一百万元！令人直呼生得起，养不起！

自古以来，父母总把最好的留给孩子；可是等父母老了，有些儿女却忘记了父母的养育之恩，像小赵这样以无血缘关系为由拒绝赡养养父母是否合法呢？《收养法》规定：自收养关系成立之日起，养父母与养子女间的权利义务关系，适用法律关于父母子女关系。所以，小赵必须赡养老赵夫妇。

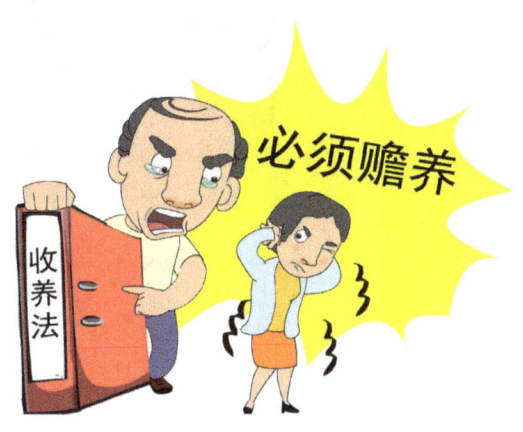

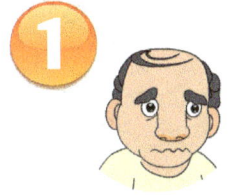

可是，怎么才能让我养女支付赡养费呢？

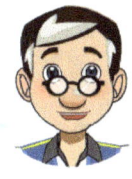

有事就找居委会！记住这句话，准没错。居委会可以出面调解，使双方达成赡养费支付的统一意见。

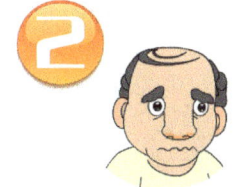

要是我养女不接受调解怎么办？

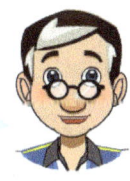

那就只有使出撒手锏——运用法律手段解决问题了。集齐四道护身符：老赵夫妇两人的户口本复印件、养女小赵的身份证复印件、起诉状，向养女居住地的区级人民法院提起诉讼。拿赡养费，妥妥的！

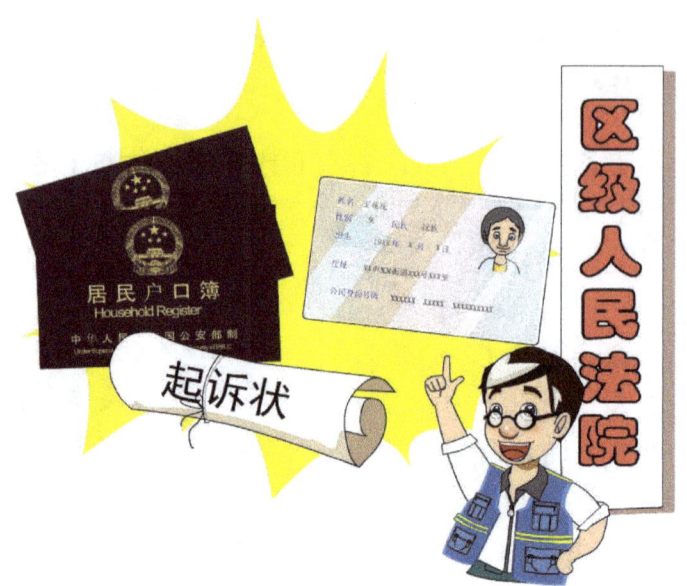

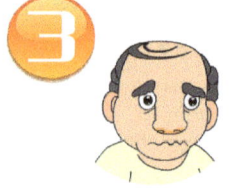 我解除养子女关系就不用支付赡养费了吧？

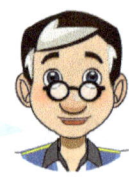 解除养子女关系后，养子女须一次性支付养育补偿费，具体数额根据抚养情况而定。例如根据抚养年限等来确定抚养补偿费的数额。

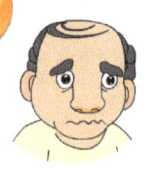 我们养了女儿22年，那她应该支付我们多少补偿费呢？

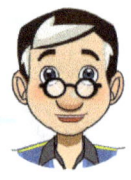 按规定，小赵应该支付XX元人民币。

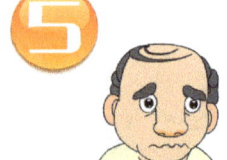 解除关系后，我养女户口还在我家怎么办？

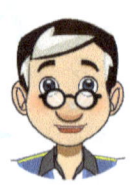 户口需要本人自愿迁出，法院一般不受理此类案件。

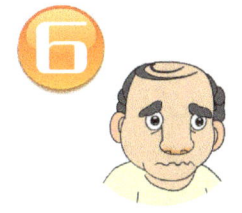

我不想让我养女继承房产,如果她不迁户口可怎么办?

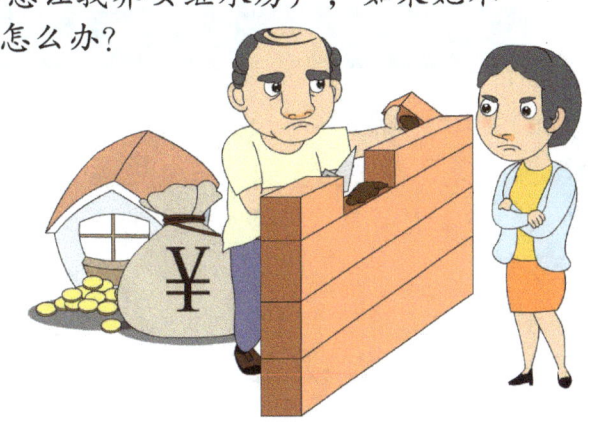

放心。养子女关系解除的同时,继承关系也相应解除。所以,就算不迁户口,小赵也不能继承老赵的财产。别忘了:养儿女虽苦有福报,法律始终帮你忙。不过万教授还是奉劝:少一点计较,多一点沟通;有家不容易,有爱才温暖。

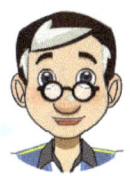

小贴士

1. 养子女也要履行赡养养父母的义务,向养父母支付赡养费。
2. 如果养子女不履行赡养义务,养父母可以要求解除养子女关系。
3. 如果解除养子女关系,养子女也必须支付养父母的养育补偿费。
4. 如果老赵夫妇没有小赵的身份证复印件,可以委托律师调取小赵的身份证信息。

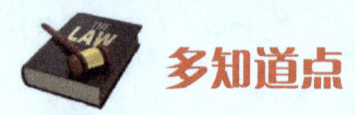 **多知道点**

根据《婚姻法》的规定，父母子女关系可以分为两大类：一类是自然血亲的父母子女关系，即亲生的父母子女关系；一类是拟制血亲的父母子女关系，是指基于收养法律行为或再婚后事实上存在着抚养关系而形成的父母子女关系，主要包括养父母和养子女的关系、继父母和受其抚养教育的继子女的关系。拟制血亲的父母子女关系，可以人为地予以解除。

我国《收养法》第二十三条规定：自收养关系成立之日起，养父母与养子女间的权利义务关系，适用法律关于父母子女关系的规定；养子女与养父母的近亲属间的权利义务关系，适用法律关于子女与父母的近亲属关系的规定。

收养关系成立后，养父母与养子女间的权利义务关系，适用法律关于父母子女关系的规定，即养父母对养子女有抚养教育的权利和义务；养子女对养父母有赡养照顾的义务。

根据我国《收养法》第三十条规定：因养子女成年后虐待、遗弃养父母而解除收养关系的，养父母可以要求养子女补偿收养期间支出的生活费和教育费。生父母要求解除收养关系的，养父母可以要求生父母适当补偿收养期间支出的生活费和教育费，但因养父母虐待、遗弃养子女而解除收养关系的除外。

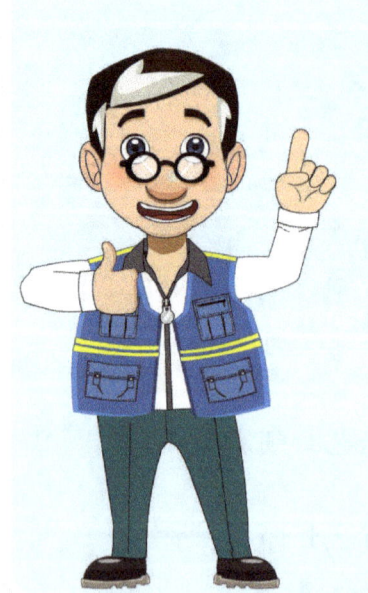

（以上内容由上海众华律师事务所李中华律师提供。）

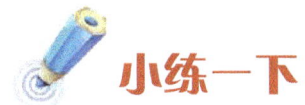
小练一下

选择题

1. 小赵不是老赵的亲生女儿,她拒绝支付赡养费可以吗?
A．可以 B．不可以

正确答案:B．不可以。

2. 小赵和老赵夫妇解除养子女关系后,还有继承权吗?
A．有 B．没有

正确答案:B．没有。

第六节
万一借钱给子女有去无回，怎么办？

 情景案例

张阿姨借了20万元给儿子买婚房付首付，房产权给儿子；后来，儿子和儿媳离婚了，房产权全给儿媳。遇到这种情况，张阿姨的借款该怎么讨回来呢？

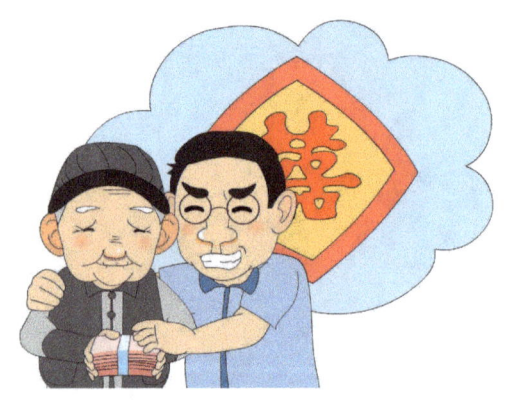

儿子结婚买婚房，
借走首付二十万。

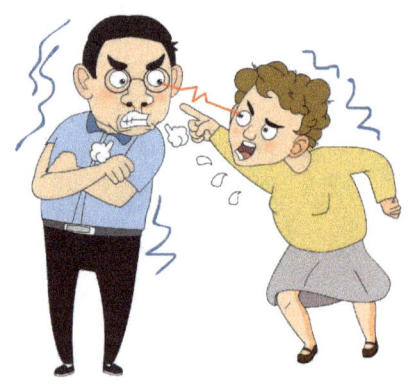

如今儿子要离婚，
房产权给儿媳妇。

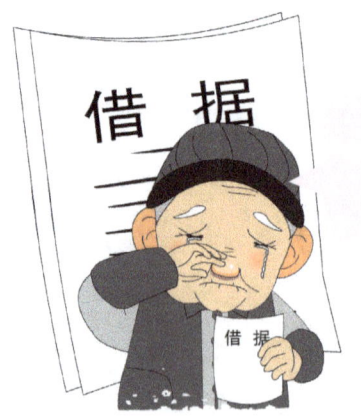

我这借款问谁要，
问谁要？

解决方案

如今,随着离婚率节节攀高,很多年轻人表示再也不敢爱了。由离婚引发的经济问题更是把父母们的心给伤透了,好不容易攒钱帮助儿子买了房子娶了媳妇,没想到儿子闹离婚,一辈子的积蓄就全都打了水漂。

像张阿姨这样赔了老本又不讨好的老人们该怎么办呢?事实上,张阿姨可以凭借据向儿子和儿媳讨回借款。

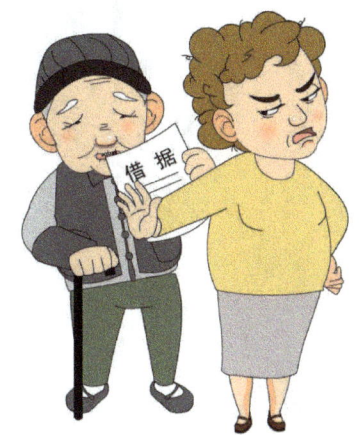

1

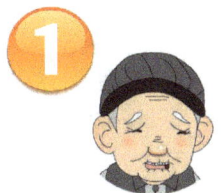

现在他们都离婚了,我怎么讨回钱啊?

有难题难办事找居委会啊!张阿姨可以请居委会出面调解索要借款,毕竟,本是一家人,相煎何太急?

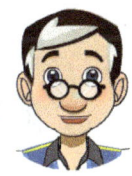

2

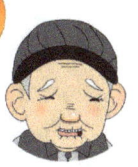

儿子是没问题,主要是儿媳,她不同意居委会的调解怎么办?

那就只有使出撒手锏——运用法律手段解决问题了。集齐以下几道护身符:借据、转账凭证、起诉状、自己的身份证复印件还有儿子及儿媳的身份证信息或者户口本复印件,向区人民法院提起诉讼。想赖账?没门!

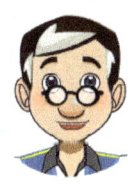

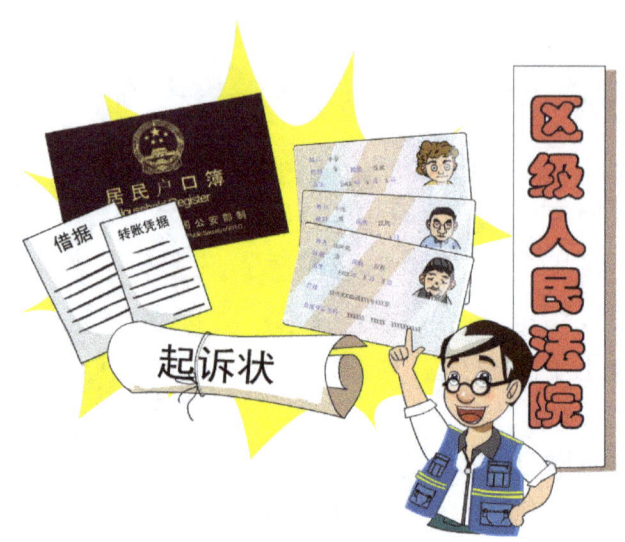

3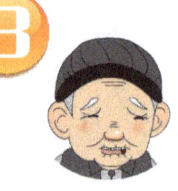

啊，还要转账凭证？这都多少年前的事儿了，哪里还找得着啊！

如果转账凭据丢失，张阿姨可以拿着身份证到转账银行办理转账凭据证明，银行是有转账记录的。所以，用银行转账，绝对不用担心借款飞走啦！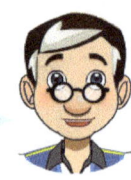

4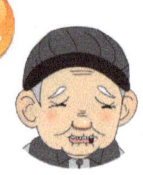

哎呀，瞧我这脑子，借据被我弄丢了，这可怎么办？

如果没有借据，借款可能会被视为赠予，法律也很难帮到张阿姨了。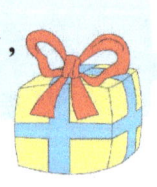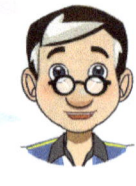

5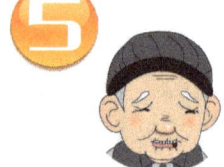

哎呀，我的20万元没啦！

老年朋友们，请千万记住：凭据保管好，借款不难讨！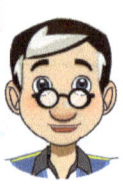

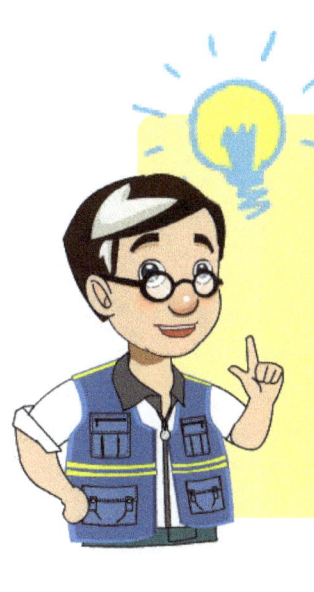

小贴士

1. 借款时应该由儿子出具借据或其他借款凭据。
2. 借款时尽量采取转账的形式并保留转账凭据。
3. 借款购房最好让子女的配偶也在借据上签字。

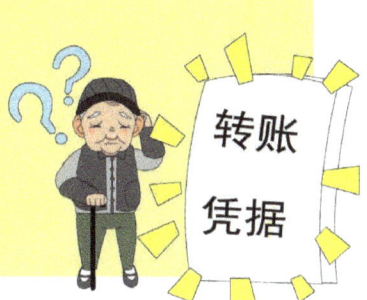

多知道点

赠予合同是赠予人将自己的财产无偿给予受赠人，受赠人表示接受赠予的合同。

借款合同是借款人向贷款人借款，到期返还借款并支付利息的合同。借款合同应采用书面形式，但自然人之间借款另有约定的除外。

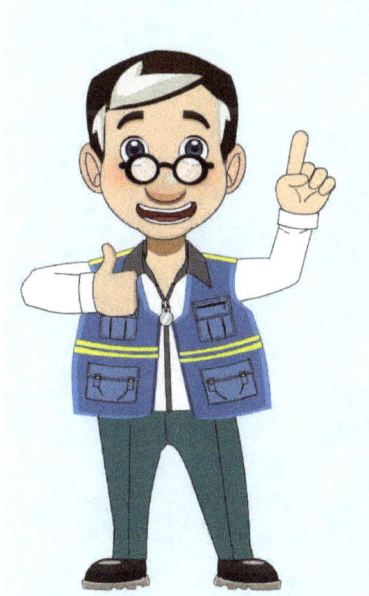

《最高人民法院关于适用〈中华人民共和国婚姻法〉若干问题的解释（二）》规定，当事人结婚前，父母为双方购置房屋出资的，该出资应当认定为对自己子女的个人赠予，导致借款无法要回。为了保险起见，在出具借据时，应当注明款项的用途，或者要求自己子女及他们的配偶在借据上签名。只有这样，才能万无一失地由小夫妻两人共同成为借款的偿付义务人。

（以上内容由上海众华律师事务所李中华律师提供。）

选择题

1. 儿子儿媳离婚后,张阿姨可否向儿媳讨回借款?
   A．可以　　　　　B．不可以

   正确答案：A．可以。

2. 如果张阿姨把借据弄丢了,那她还讨得回借款吗?
   A．讨得回　　　　B．讨不回

   正确答案：B．讨不回。

第七节
万一再婚，婚前财产怎么算？

 情景案例

王阿姨与李先生是再婚，现在又闹离婚。由于王阿姨结婚前有好几套房产，李先生的儿子就怂恿李先生分割她的婚前房产。遇到这种情况，王阿姨应该怎么办？

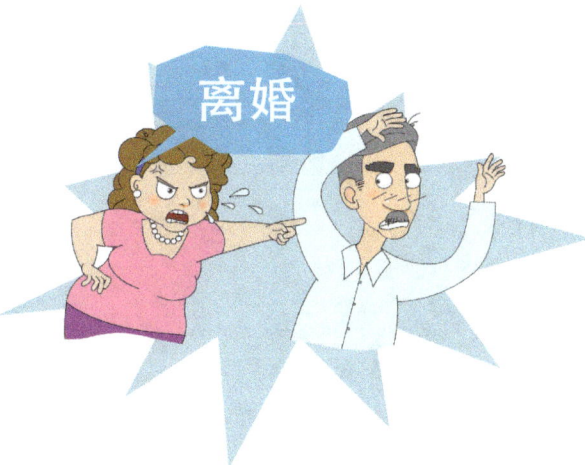

我和丈夫属再婚，
感情不和想离婚。

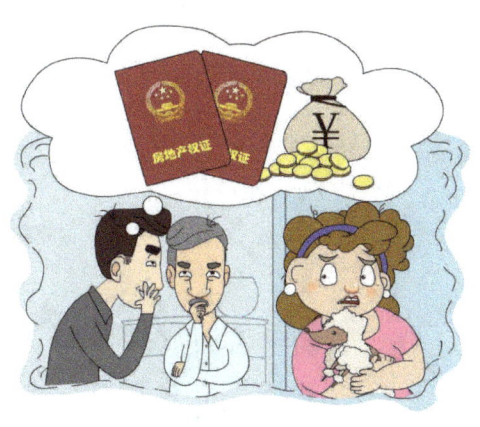

婚前房产值千万，
丈夫儿子来挑唆。

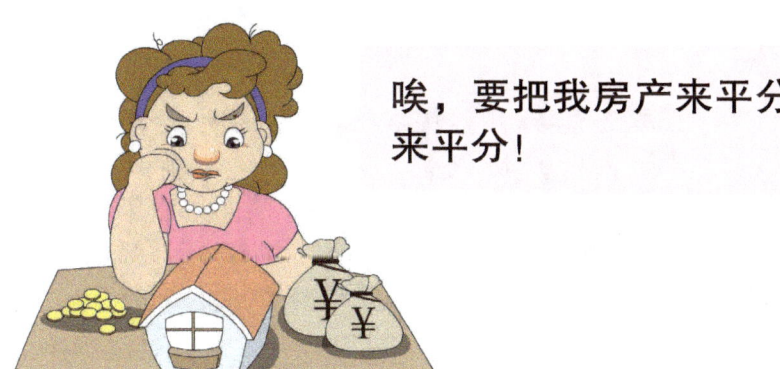

唉，要把我房产来平分，
来平分！

解决方案

恐离，顾名思义就是害怕离婚。

原因有很多，怕父母不同意、怕影响孩子学习、怕社会舆论压力，等等。而像王阿姨这样身价千万的房姨们，担心更多的是离婚后房产被瓜分！事实上，王阿姨的担心是多余的，因为法律规定婚前财产归个人所有。不过，为了避免离婚造成的财产纠纷，打点预防针也是不错的。

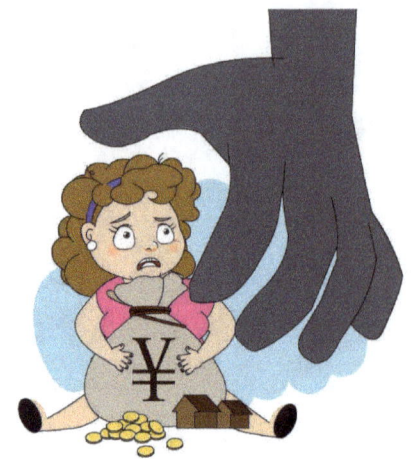

那怎么打这预防针呢？

婚前签订《婚前财产协议》（参见附件）不失为一个和谐离婚的好处方。明确约定婚前房产属于个人财产范围，既保护了自己的利益，也打消了伴侣的疑虑，两口子再也不用为房子吵架啦。

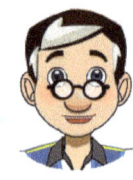

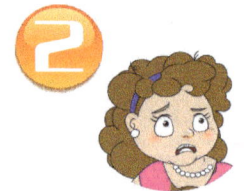

我婚早结啦，这协议没法签！

先上车还能后补票呢，已经结婚的夫妻可以补签订《婚内财产协议》。不管是《婚前财产协议》，还是《婚内财产协议》，都不需要公证，双方签字即可生效，根本无须缓冲！协议一式两份，夫妻二人各执一份，具有同等法律效益，记得小心保管哦。

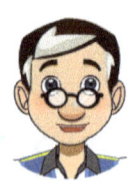

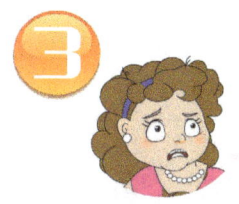
我和丈夫正闹离婚呢,他肯定不肯签协议!对了,我有他的印章,偷偷盖一个行吗?

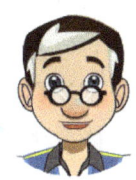
不能用印章,偷盖更不行。由于现在个人章没有备案,一般不能证明印章的唯一性,使用印章会导致协议无效,所以一定要对方的亲笔签名才行。

亲笔签名肯定是要不到的,唉,我的一半房产难道就这样打水漂了?

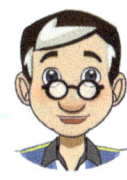
事情没那么糟糕!即使不签订财产协议,王阿姨的房产还是跑不了!别忘了法律规定:婚前财产归个人所有。

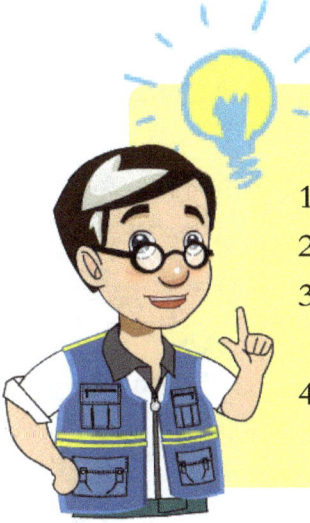

小贴士

1. 婚前房产归个人所有。
2. 婚前房产没有时间长短限制。
3. 婚前房产不会自动转变为夫妻共同财产。
4. 通过婚内财产协议,婚前财产可以转变成夫妻共同财产。

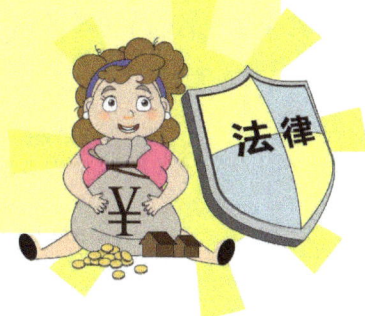

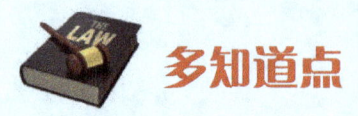 **多知道点**

婚前财产归个人所有。

我国《婚姻法》第十八条规定，有下列情形之一的，为夫妻一方的财产：（一）一方的婚前财产；（二）一方因身体受到伤害获得的医疗费、残疾人生活补助费等费用；（三）遗嘱或赠与合同中确定只归夫或妻一方的财产；（四）一方专用的生活用品；（五）其他应当归一方的财产。

《婚姻法》第十九条规定：夫妻可以约定婚姻关系存续期间所得的财产以及婚前财产归各自所有、共同所有或部分各自所有、部分共同所有。

《最高人民法院关于适用〈中华人民共和国婚姻法〉若干问题的解释（一）》第十九条规定："婚姻法第十八条规定为夫妻一方所有的财产，不因婚姻关系的延续而转化为夫妻共同财产。但当事人另有约定的除外。"

可见，我国婚姻法规定夫妻财产遵循的是有约定从约定，无约定从法定。

1950年4月30日，中华人民共和国中央人民政府公布了《中华人民共和国婚姻法》；这是新中国颁布的第一部婚姻法，自1950年5月1日起施行。

1980年9月10日，五届全国人大三次会议通过了新的《中华人民共和国婚姻法》，新婚姻法自1981年1月1日起施行。该婚姻法曾规定一定年限房产可以转变为夫妻共同财产。

2001年4月28日，九届全国人大常委会第21次会议通过了对《中华人民共和国婚姻法》的修订，新修订的婚姻法同日起施行。简称2001年婚姻法，即新婚姻法，废除了不动产一定年限转变为夫妻共同财产的规定。

《最高人民法院关于适用〈中华人民共和国婚姻法〉若干问题的解释(一)》（2001年12月24日最高人民法院审判委员会第1202次会议通过；自2001年12月27日起施行）。

《最高人民法院关于适用〈中华人民共和国婚姻法〉若干问题的解释（二）》（2003年12月4日最高人民法院审判委员会第1299次会议通过；自2004年4月1日起施行）。

《最高人民法院关于适用〈中华人民共和国婚姻法〉若干问题的解释（三）》（2011年7月4日最高人民法院审判委员会第1525次会议通过）。

以上司法婚姻法的解释，也被误称为新的婚姻法。但这些是司法解释，并不是新的婚姻法。

（以上内容由上海众华律师事务所李中华律师提供。）

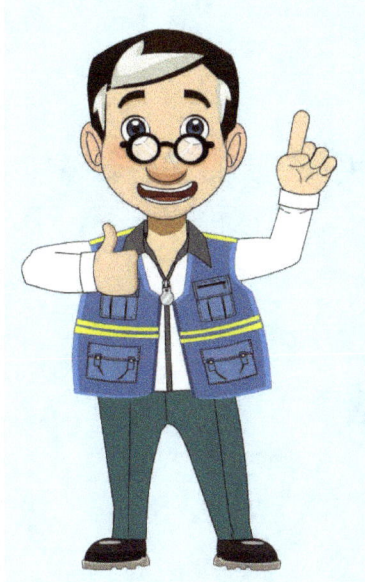

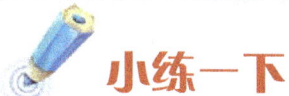

选择题

1. 王阿姨结婚前自己有房产，她和丈夫离婚后，房产会作为夫妻共同财产平分吗？

   A．会　　　　　　B．不会

   正确答案：B．不会。

2. 签订《婚前财产协议》或《婚内财产协议》时，使用印章有效吗？

   A．有效　　　　　B．无效

   正确答案：B．无效。

第八节
万一老伴去世，婚前财产算遗产吗？

 情景案例

李先生和王阿姨是再婚，前年王阿姨生病去世了，留下一套婚前房产。王阿姨父母早已去世，和前夫有一个儿子。在这种情况下，李先生该怎么处置王阿姨的婚前房产呢？

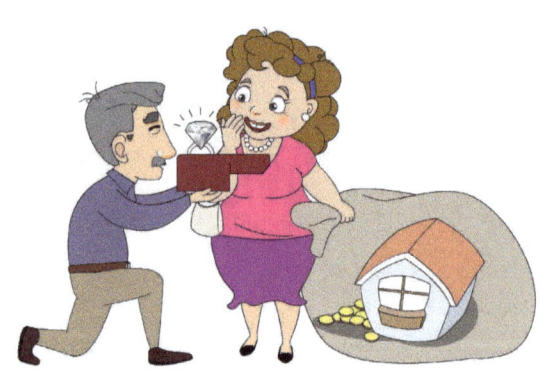

老伴和我属再婚，
婚前有房又有儿。

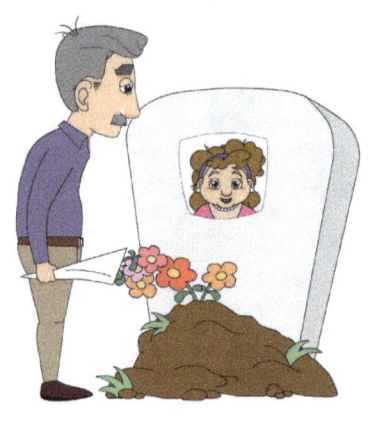

老伴父母去世早，
如今老伴也去了。

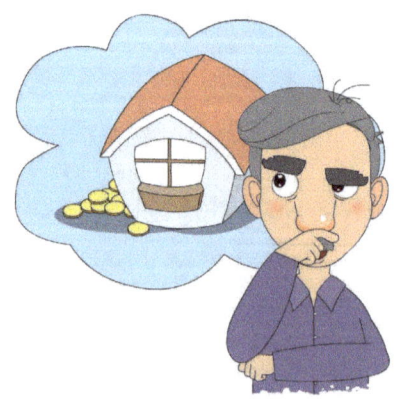

哎！她这遗产我能拿否，
能拿否？

⚖️ 解决方案

在中国的传统家庭，每逢老人过世，他的血亲们都会齐聚一堂，为老人置办一场风风光光的丧礼，除此之外就是谈谈大家最关心的遗产继承问题。那么，像李先生这样的再婚配偶，到底能不能继承老伴王阿姨的婚前财产呢？答案是……可以继承！《继承法》规定，婚前财产和婚内财产，均属于法定继承的遗产范围。

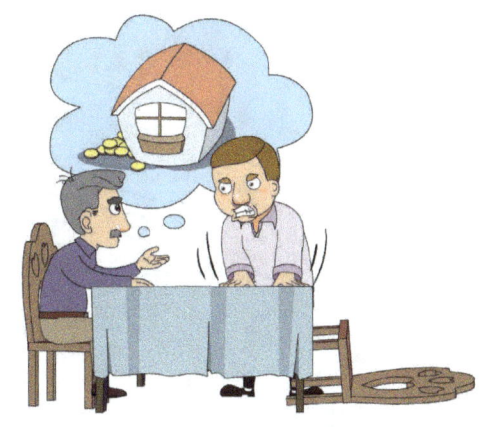

1 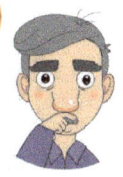 我老伴还有个儿子，他有没有继承权呢？

配偶、子女、父母是第一顺序继承人。一般情况下，继承人平均继承遗产份额。王阿姨的父母已经过世，所以，李先生和王阿姨的儿子各得一半遗产。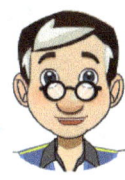

2 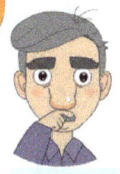 那我们该怎么继承遗产呢？

首先集齐以下五道护身符：1.夫妻两人的结婚证或结婚证明；2.所要继承房产的房产证或房产信息；3.王阿姨儿子的身份信息；4.王阿姨的死亡证明；5.王阿姨父母的死亡登记信息。之后，李先生和王阿姨的儿子就可以到公证处公证继承人信息了，凭证明办理房产所有人变更手续，妥妥的！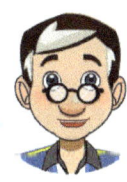

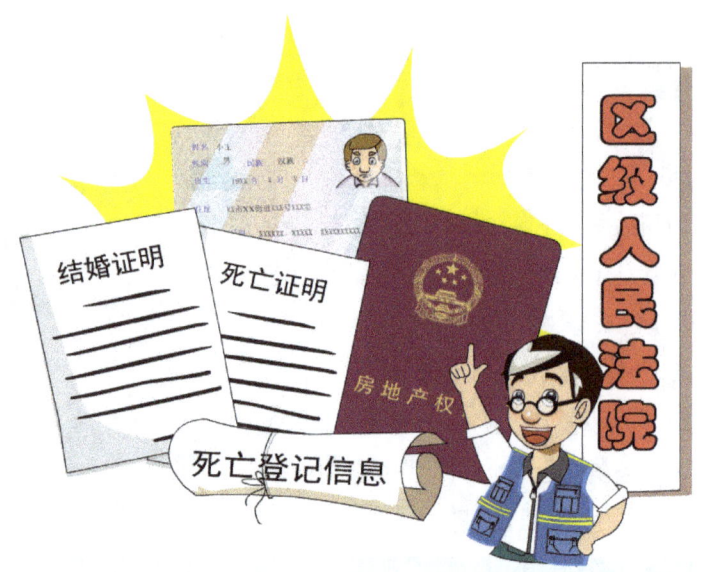

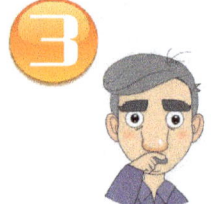

可是,我老伴的儿子说遗产平分不公平,不愿意公证,这可怎么办哪?

这时候,就必须使出撒手锏——使用法律武器解决问题!李先生可以携带护身符到王阿姨死亡时居住地的区级人民法院提起诉讼,凭人民法院判决书与王阿姨的儿子一起办理房产所有人变更手续。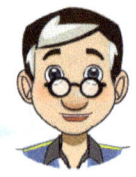

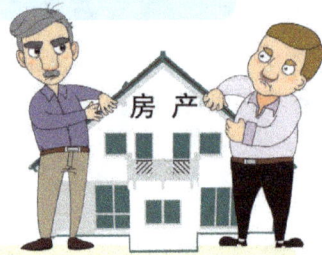

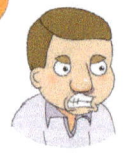

房产证上有我的名字,还注明我有一半产权,按照一人一半的份额分,我当然不同意!

王阿姨和儿子各拥有一半房产,那么王阿姨拥有的一半房产属于遗产。按规定,李先生和王阿姨的儿子各得一半遗产,所以,李先生可以得到房产的1/4份额。记住:婚前财产属遗产,合情合理才公平!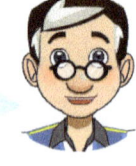

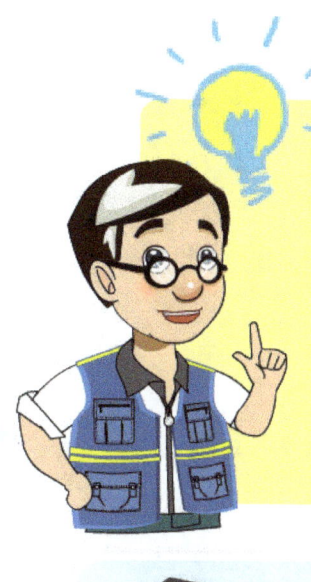

小贴士

1. 配偶、子女和父母都是第一顺序继承人。
2. 法定继承财产范围包括婚姻存续期间的财产，也包括婚前财产。
3. 王阿姨可以通过遗嘱处置自己的财产，即把财产留给自己想给的人。

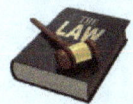

多知道点

没有通过遗嘱、遗赠或其他书面形式有效处分的财产，不论是婚前财产还是婚内财产，均属于法定继承的遗产范围。

《继承法》第十条规定，遗产按照下列顺序继承：其中第一顺序继承人包括配偶、子女、父母。

所谓第一顺序继承人，指在法定继承遗产的继承顺序中排在第一顺序的人，包括配偶、子女、父母，是针对第二顺序继承人而言。其中配偶，不论男女继承权是平等的。

另外，根据法律规定，对公婆尽了主要赡养义务的丧偶儿媳、对岳父母尽了主要赡养义务的丧偶女婿可作为第一顺序法定继承人。

被收养人对父母尽了赡养义务，同时又对生父母赡养较多的，除可依《继承法》第十条的规定继承养父母的遗产外，还可以依照《继承法》第十四条的规定分得生父母的适当遗产。

我国《继承法》第十三条规定："同一顺序继承人继承遗产的份额，一般应当均等。""对生活有特殊困难的缺乏劳动能力的继承人，分配遗产时，应当予以照顾。""对被继承人尽了主要抚养义务或者与被继承人共同生活的继承人，分配遗产时，可以多分。""有抚养能力和有抚养条件的继承人，不尽抚养义务的，分配遗产时，应当不分或者少分。""继承人协商同意的，也可以不均等。"

《中华人民共和国继承法》第三条规定，遗产是公民死亡时遗留的个人合法财产，包括：（一）公民的收入；（二）公民的房屋、储蓄和生活用品；（三）公民的林木、牲畜和家禽；（四）公民的文物、图书资料；（五）法律允许公民所有的生产资料；（六）公民的著作权、专利权中的财产权利；（七）公民的其他合法财产。继承财产范围不以婚前财产或婚内财产进行划分。

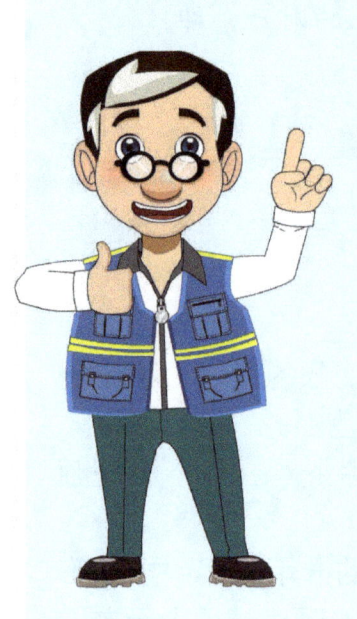

如果想把财产遗留给指定的人，可以通过立遗嘱的方式合法处分个人遗产。遗嘱的方式有公证遗嘱、自书遗嘱、代书遗嘱等多种形式，各种形式的遗嘱均有其相应的法律要件，所以立遗嘱时须符合我国《继承法》的相关规定，避免所立的遗嘱因不符合法律规定而影响效力。

有遗嘱的，首先以遗嘱的方式处分遗产；没有通过遗嘱或其他形式处分的遗产，适用法定继承。

（以上内容由上海众华律师事务所李中华律师提供。）

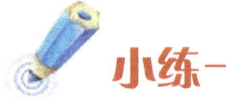 **小练一下**

选择题

1. 李先生的老伴结婚前有房产。老伴过世后，李先生能继承老伴的婚前房产吗？

   A．能　　　　　　　　　　　　B．不能

   正确答案：A．能。

2. 李先生的老伴婚前还有个儿子，这遗产应该怎么分？

   A．李先生和他老伴的儿子一人一半　　　B．都给李先生

   正确答案：A．李先生和他老伴的儿子一人一半。

第九节
万一请人代写遗嘱，有效吗？

 情景案例

王阿姨为了解决百年之后的财产继承问题，想立一份遗嘱。可是王阿姨身体中风，无法书写。遇到这种情况，王阿姨应该怎么办？

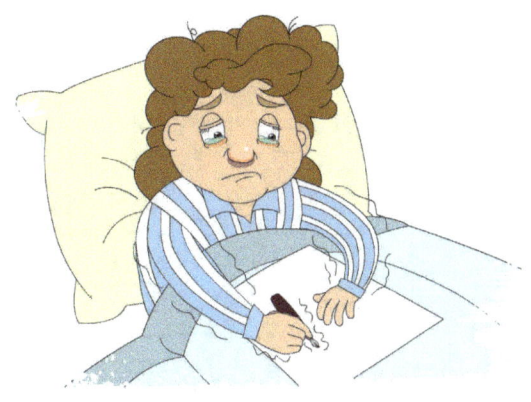

身体中风难书写，
神志清醒明事理。

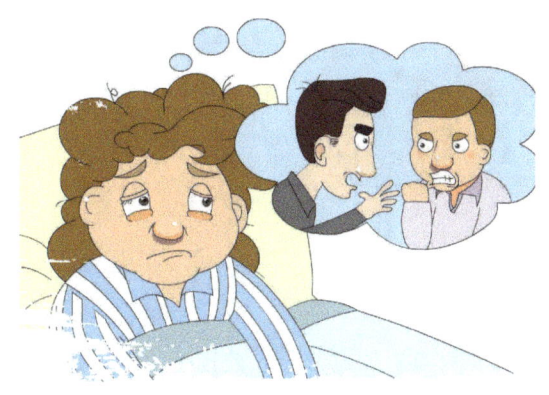

遗产纠纷是非大，
就怕死后闹风波。

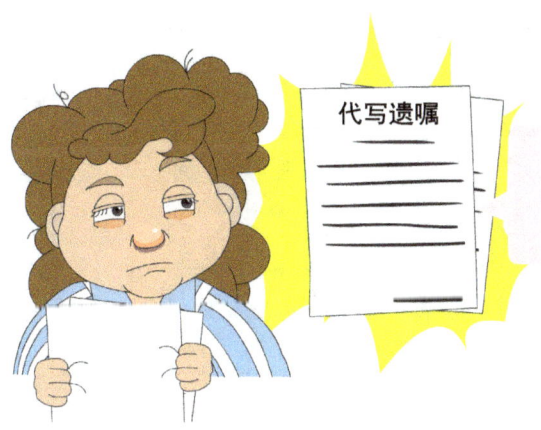

代写遗嘱可以吗，
可以吗？

解决方案

代写服务自古就有，发展到现在已经遍及各个行业和领域，比如代写回忆录，代写论文，代写年终总结，甚至还有代写简历的呢，一条龙服务包您满意！那么，王阿姨最关心的遗嘱可不可以代写呢？《继承法》规定，遗嘱可以由他人代写。

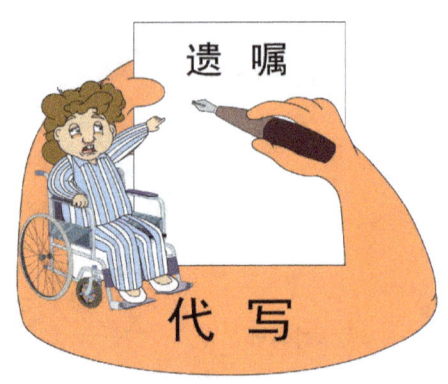

①  代写遗嘱有没有什么需要注意的事项呢？

记住代写四步走，巧立遗嘱不用愁：第一步，确定见证人！寻找两个与遗嘱没有利害关系的人作为见证人，比如居委会工作人员、街坊邻居，说话越有分量的就越靠谱；第二步，确定代书人！请其中一个见证人按照自己的意思代写遗嘱，写完记得亲眼鉴定一下；第三步，确认签字！请代写人与见证人在遗嘱上签名，无法书写的王阿姨可以按手印，记得还要注明年、月、日；第四步，妥善保存！俗话说，防火防盗防老鼠，要是遗嘱遗失或者破损就无效，别说万教授没有提醒哟！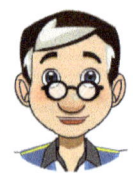

这个利害关系是指什么意思啊？

继承人、受遗赠人和继承存在着直接而重大的利害关系，这些就叫有利害关系的人。一般情况下，王阿姨的儿女以及儿女的配偶都属于有利害关系的人。如果遗嘱由他们代写，则视为无效！

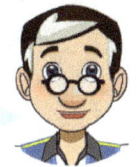

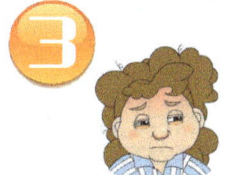

立遗嘱的时间、地点一定要写明吗？

为了防止发生争议，最好把立遗嘱的地点和时间都写明确，时间最好具体到当天的时间段，如上午、下午或晚上。万教授提醒大家：代写遗嘱多明细，继承遗产少纠纷。

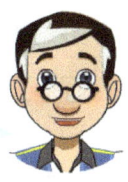

小贴士
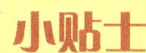

1. 立遗嘱不一定要亲笔书写，遗嘱内容可以由无利害关系的他人代书。
2. 代书遗嘱需要至少两个见证人。
3. 遗嘱人应该在代写遗嘱上按手印。
4. 代写人应该在遗嘱上签字，并注明年、月、日。
5. 见证人应该在遗嘱上签字。

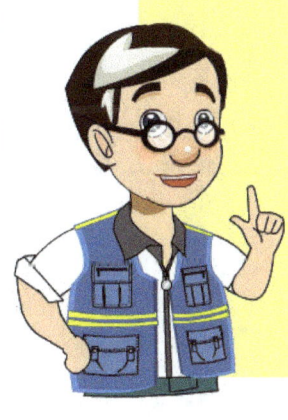

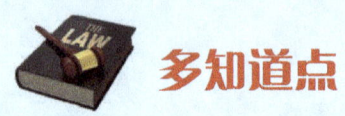 **多知道点**

遗嘱范本：

遗 嘱

立遗嘱人：_____；性别：_____；民族：_____；
出生日期：_____年_____月_____日；
家庭住址：_____；
身份证号：_____。

　　由于担心本人去世之后，家属子女因遗产继承问题发生争执，故本人特请XXX作为见证人，本人于_____年_____月_____日在_____市_____区立下本遗嘱，对本人所拥有的财产作出如下处理：

　　一、财产情况

　　本人名下目前共拥有房产【　】处，其具体情况如下：

　　（1）位于_____市_____区_____路_____号_____室的房产1处，房产证号：_____；

　　（2）位于_____市_____区_____路_____号_____室的房产1处，房产证号：_____。

　　二、财产继承

　　本人去世之后，上述所列举的房屋由_____个人继承（性别：_____；出生日期：_____年_____月_____日；身份证号码_____，与本人关系：_____）。如继承人继承遗产时有配偶的，继承人所继承房屋与其配偶无关，为继承人的个人财产。

　　本遗嘱一式_____份，一份交_____，一份交_____。

　　本人在此明确，订立本遗嘱期间本人神志清醒且就订立该遗嘱未受到任何胁迫、欺诈，上述遗嘱为本人自愿作出，是本人内心真实意思的表示。本人其他亲属或任何第三人均不得以任何理由对继承人继承本人所有的上述房屋进行干涉。

见证人（签字）：　　　　　　　　　立遗嘱人（签字）：
日期：_____年_____月_____日

根据我国《继承法》的规定，代书遗嘱也属于遗嘱的一种形式，即遗嘱可以由他人代书。

《继承法》第十七条第三款规定：代书遗嘱应当有两个以上见证人在场见证，由其中一人代书，注明年、月、日，并由代书人、其他见证人和遗嘱人签名。

遗嘱的一般要求：

（1）立遗嘱人为完全民事行为能力人，限制行为能力人和无民事行为能力人不能设立遗嘱；

（2）立遗嘱人思想表示真实；

（3）遗嘱处分的财产为立遗嘱人合法财产。

代书遗嘱应符合以下条件：

（1）应当有两个以上见证人在场见证，且与继承人无利害关系；

（2）见证人中的一人代书，并注明年、月、日；

（3）代书人、其他见证人、遗嘱人签名。

需要注意的是，下列人员不能作为遗嘱见证人：

（1）无行为能力人、限制行为能力人；

（2）继承人、受遗赠人；

（3）与继承人、受遗赠人有利害关系的人；

（4）继承人、受遗赠人的债权人、债务人，共同经营的合伙人，也应当视为与继承人、受遗赠人有利害关系，不能作为遗嘱的见证人。

立遗嘱人口述遗嘱内容，由见证人代替遗嘱人书写遗嘱。代书遗嘱不是代书人按照自己的意思设立遗嘱，而是代书人按照立遗嘱人的意思表达，如实地记载立遗嘱人口述的遗嘱内容，不可对遗嘱内容作出任何更改或修正。

继承人、受遗赠人以及与其有利害关系的人不能作遗嘱代书人。继承人、受遗赠人因其直接参加继承，同继承存在着直接而重大的利害关系，如果让他们担任遗嘱代书人，难免会弄虚作假，损害其他继

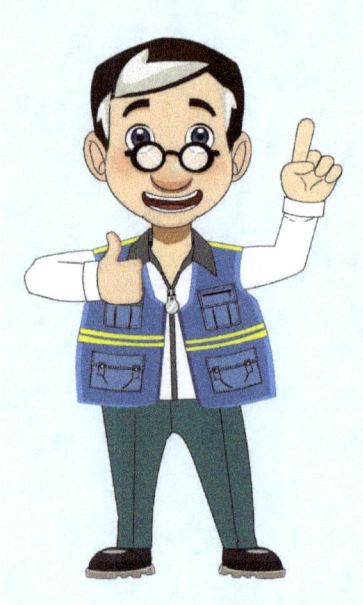

承人的利益，甚至出现篡改遗嘱、歪曲遗嘱本意、增加或减少遗嘱内容等行为，给其他继承人的利益造成损害。即使作为遗嘱代书人的继承人、受遗赠人本身没有恶意，也没有弄虚作假从中渔利，但因为其特殊的身份，也会引起其他人的猜疑，引发不必要的纠纷。

日期是任何一种遗嘱都须具备的要件，没有日期的代书遗嘱因不符合法律规定，当属无效。

（以上内容由上海众华律师事务所李中华律师提供。）

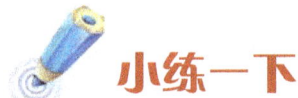 小练一下

选择题

1. 王阿姨无法书写，可以请谁代写遗嘱？
A．儿子　　　　　　B．居委会工作人员

正确答案：B．居委会工作人员。

2. 王阿姨无法在遗嘱上签字，她应该怎么办？
A．按手印　　　　　B．请人代签

正确答案：A．按手印。

第十节
万一遗嘱没有公证，有效吗？

 情景案例

王阿姨为了解决百年之后的财产继承问题，亲自写了一份遗嘱，但朋友说没有公证的遗嘱无效。王阿姨心里非常不安，没有公证的遗嘱真的无效吗？

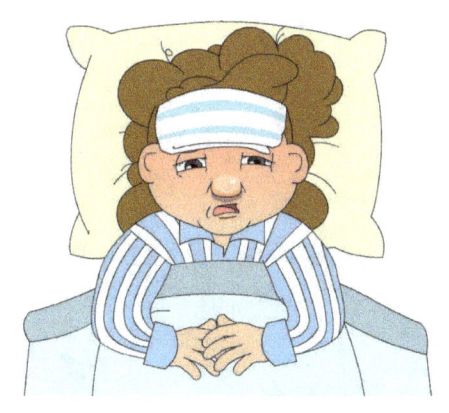

常年卧病身体弱，
只怕突然归了西。

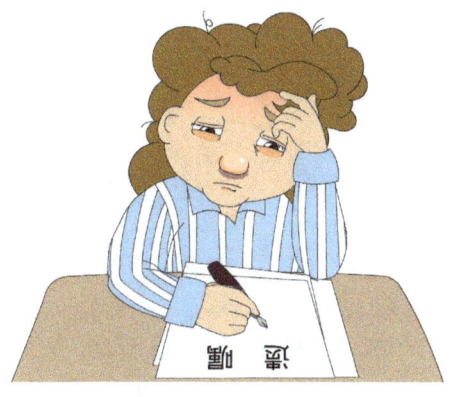

遗产继承闹纠纷，
偷偷亲手写遗嘱。

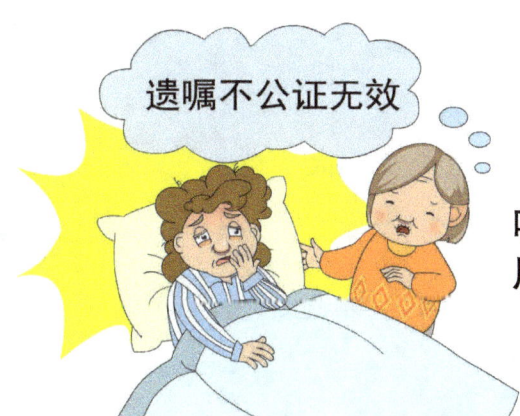

唉，听说没有公证属无效，属无效！

解决方案

这是一个"以证为王"的时代，老人要老人证，残疾人要残疾证，工作要上岗证，开车要驾驶证，坐个高铁出个门，没身份证还真不行！那么，像王阿姨这样自己书写遗嘱而没有公证是不是真的无效呢？其实《继承法》有规定：自书遗嘱并不需要公证。

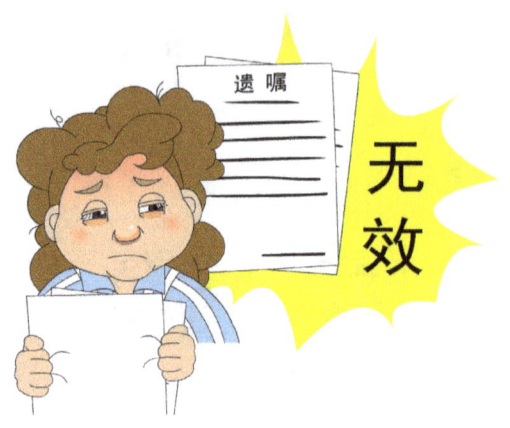

1

那我就放心了，不过自书遗嘱有没有注意事项呢？

记住自书三步走，巧立遗嘱不用愁：第一步，亲笔书写！自书遗嘱内容应该全部由王阿姨本人书写。笔迹具有个人风格，难以模仿，是自书遗嘱的不二证据。第二步，确认签字！写完遗嘱后，王阿姨需要在遗嘱最后亲笔签名，并标注年月日。第三步，妥善保存！俗话说，防火防盗防老鼠，要是遗嘱遗失或者破损就无效，别说万教授没有提醒哟！

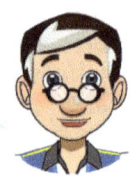

2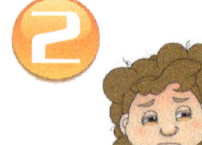

自书遗嘱需不需要公证？

自书遗嘱没有公证也能生效。不过，为了防止争议，公证一下是最好的。

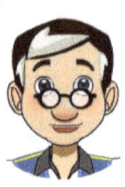

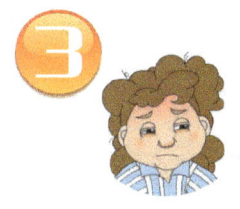

其实,早前我还有一份遗嘱。这两份遗嘱应该以哪份为准呢?

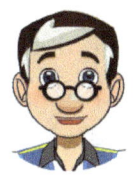

这就得具体情况具体分析了。如果之前那份遗嘱没有经过公证,就以新的这份为准。如果之前的遗嘱经过公证,就应该以公证遗嘱为准。经过公证就是不一样,后台硬,效力高。

我之前那份遗嘱是经过公证的,可我要的是这份新遗嘱,该怎么办?

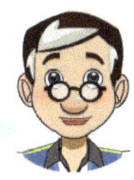

王阿姨有两条路可以选择:一是通过公证的形式撤销公证遗嘱,保留新的遗嘱。二是把新的遗嘱也拿去公证,如果两份都是公证遗嘱,日期最新的效力最高。遗嘱是否要公证,还是本人说了算!

小贴士

1. 公证不能改变遗嘱的有效性。
2. 自书遗嘱人应该亲笔书写遗嘱内容并签名。
3. 自书遗嘱必须注明年、月、日。

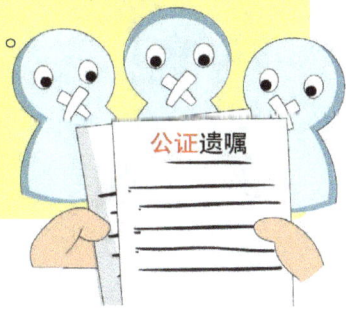

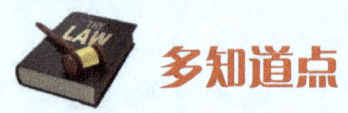

多知道点

遗嘱是指遗嘱人生前在法律允许的范围内，按照法律规定的方式对其遗产或其他事务所作的个人处分，并于遗嘱人死亡时发生效力的法律行为。

自书遗嘱属于遗嘱中的特殊形式。《中华人民共和国继承法》第十七条第二款规定：自书遗嘱由遗嘱人亲笔书写，签名，注明年、月、日。

自书遗嘱的要求是：

（1）须由遗嘱人亲笔书写遗嘱内容并签名；

（2）须由遗嘱人亲自用笔书写遗嘱全文；

（3）必须注明年、月、日，三项缺一不可。

自书遗嘱并不需要见证人。

打印出遗嘱，然后只是签名，注明年、月、日，它的效力是有争议的，看具体情况而定，如果有相反证据证明该打印的遗嘱并非本人真实意思表示，很可能被认定为无效遗嘱。如果有数份遗嘱，经过公证的遗嘱效力最高；如果有数份经过公证的遗嘱，日期最新的那份遗嘱效力最高。最好是能够自己书写，有个人的笔迹为证。

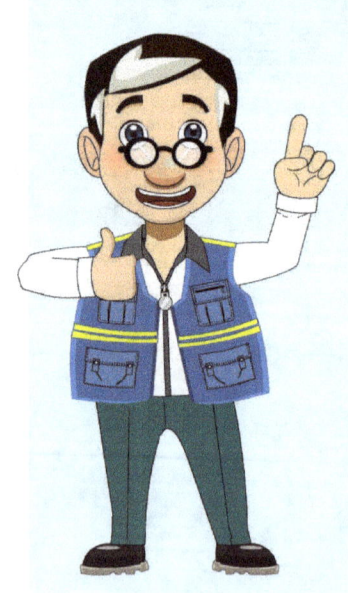

我国《继承法》第五条规定：继承开始后，按照法定继承办理；有遗嘱的，按照遗嘱继承或者遗赠办理。第二十条规定：遗嘱人可以撤销、变更自己所立的遗嘱。立有数份遗嘱内容相抵触的，以最后的遗嘱为准。自书、代书、录音、口头遗嘱，不得撤销、变更公证遗嘱。公证遗嘱比自书遗嘱效力大。

（以上内容由上海众华律师事务所李中华律师提供。）

选择题

1. 王阿姨的遗嘱没有经过公证,有效吗?
   A. 有效   B. 无效

   正确答案:A. 有效。

2. 王阿姨有两份遗嘱,一份经过公证;另一份没有经过公证,应该以哪份遗嘱为准?
   A. 经过公证的遗嘱   B. 没经过公证的遗嘱

   正确答案:A. 经过公证的遗嘱。

第十一节
万一想立录音遗嘱，有效吗？

 情景案例

为了让儿女不再为遗产吵架，李阿姨想立一份遗嘱，可是李阿姨不识字，没法立遗嘱。遇到这种情况，李阿姨应该怎么办？

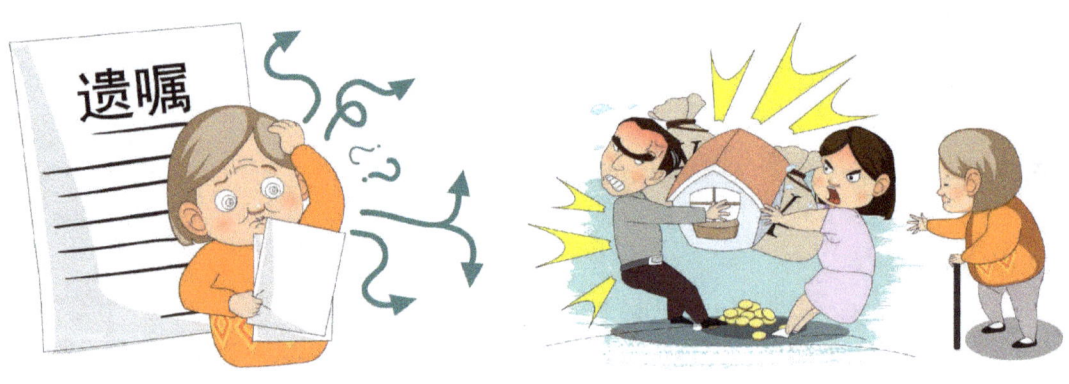

年少家贫不识字，
老来无法立遗嘱。

财产继承难共识，
儿女经常把架吵。

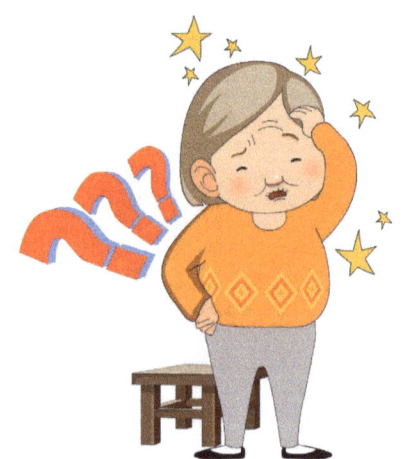

唉，一家亲情难再续，
难再续！

解决方案

亲兄弟大打出手,父子反目成仇,这种事在生活中偶会发生!要想避免这类悲剧发生,最好先把遗产分清楚。李阿姨家也是如此,立份遗嘱收藏好,儿女们卖老人一个面子,一家人才能和气生财。

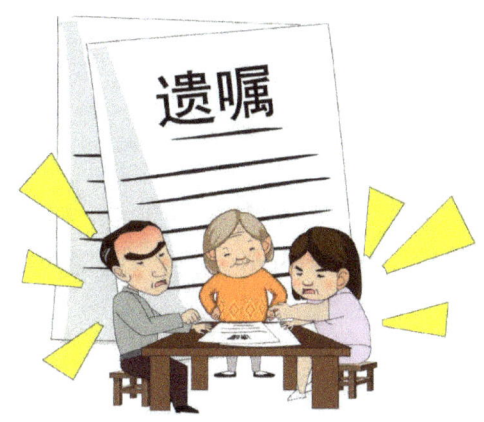

1

我不识字,想立遗嘱,难呐!

不会写字没关系,录音遗嘱帮您忙!方式新颖高大上,方法简单又高效!

第一步,确认见证人!录音器材准备好,找到两个见证人。

第二步,口述录音!本人亲自来口述,见证人把声音录。

第三步,制成光盘!录音完毕制光盘,拿在手里心平安。

第四步,密封光盘!密封袋来装光盘,防蛀防潮防损害。

第五步,确认签字!签字手印在封口,还要标注年、月、日。

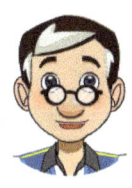

2

立遗嘱的时候，我儿子在场可以吗？

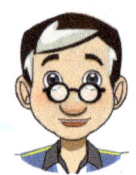

李阿姨的儿子可以旁听，但不得作为见证人。见证人必须是和遗嘱没有利害关系的人！

3

这录音遗嘱制作完之后，要是我想改一改，该怎么办呢？

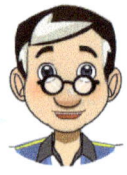

重新制作一份遗嘱进行变更就可以了，录音遗嘱、代书遗嘱、公证遗嘱，形式任挑任选，内容您说了算！

4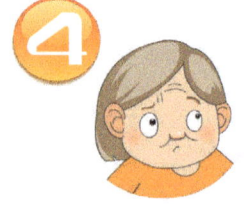

我想给每个继承人一份录音遗嘱，可以吗？

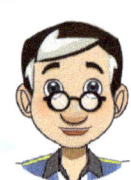

可复制，零失误，这就是光盘的优势！录音遗嘱可以制作成多份，不过份数应该在录音遗嘱中说明。请记住：录音遗嘱虽便捷，口述还须多谨慎！

小贴士

1. 录音遗嘱应该有两个无利害关系的见证人。
2. 录音后应该密封保存。签字和手印应该在密封袋的封口上。
3. 录音内容应以遗嘱人讲述为主,见证人只需表明自己身份即可。
4. 录音过程中,见证人也应该进行自我说明,比如,我是见证人王某某。
5. 录音中讲述内容要清晰,录音环境要安静,不要有杂音。
6. 录音内容应包括录音的时间、地点,并在录音中进行说明。

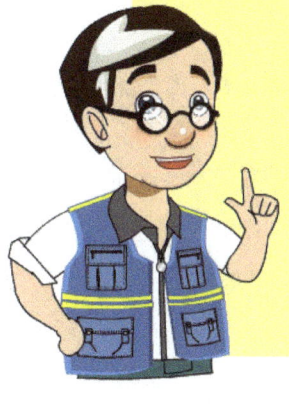

多知道点

录音遗嘱,即立遗嘱人通过录音或录像的形式,确定其遗嘱的内容。录音遗嘱,需要有两个以上的见证人在场,并将其见证的情况进行录音、录像。结束后,应将录音、录像内容封存,并由见证人及遗嘱人签名盖封。

《继承法》第十七条规定,以录音形式成立的遗嘱,应当有两个以上见证人在场见证。

《继承法》第十八条规定,下列人员不能作为遗嘱见证人:

(一)无行为能力人、限制行为能力人;
(二)继承人、受遗赠人;
(三)与继承人、受遗赠人有利害关系的人。

录音遗嘱的有效条件为:

1. 必须由遗嘱人亲自制作,并亲自叙述遗嘱的全部内容。

2. 必须请两个以上的见证人在场作证。

3. 录音开始时，遗嘱人、见证人必须分别说明自己的姓名、性别、年龄、籍贯、职业、所在工作单位和家庭住址等。

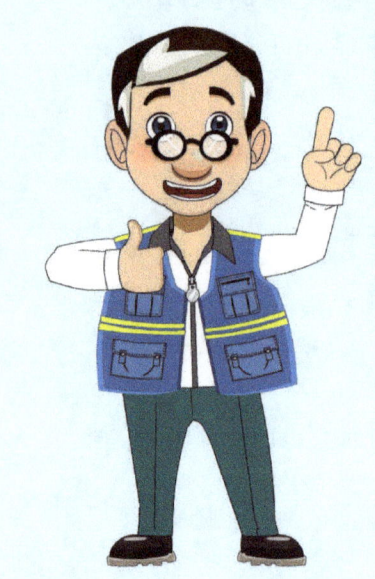

4. 遗嘱人必须说明制作录音遗嘱的具体地址和年、月、日、时。

5. 录音制作完毕，应当密封保存，并在封面上由遗嘱人、见证人签名，注明年、月、日。

在实践中还应注意：最好在录音磁带上留下见证人与遗嘱人的对话，如遗嘱人表示同意他们见证等语音。

（以上内容由上海众华律师事务所李中华律师提供。）

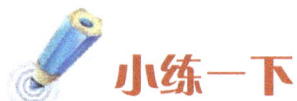 **小练一下**

选择题

1. 李阿姨不能写字，用录音的方式立遗嘱有效吗？
A．有效　　　　　　B．无效

正确答案：A．有效。

2. 录音遗嘱是否需要本人口述？
A．是　　　　　　　B．否

正确答案：A．是。

第十二节
万一儿媳证明遗嘱，有效吗？

 情景案例

张老汉和李阿姨想把房产留给儿子，让儿媳按照他们的意思用电脑打印了一份遗嘱，两人签字，见证人为儿子及儿媳。这样的遗嘱有效吗？

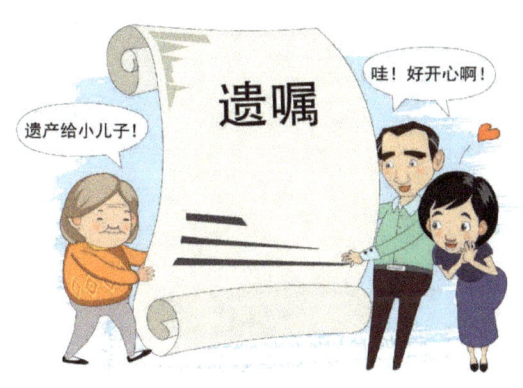

遗产留给小儿子，
儿子儿媳来作证。

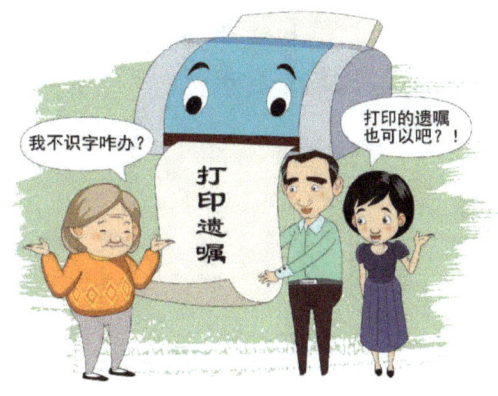

我和老伴不识字，
儿媳电脑来打印。

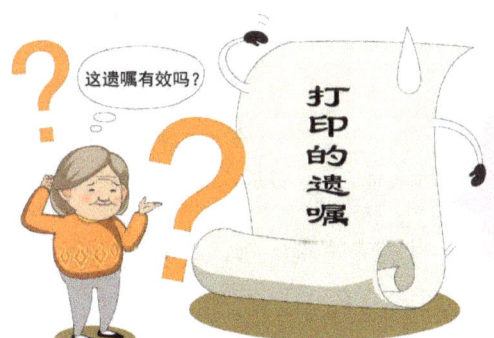

请问，这遗嘱有效否，
有效否？

解决方案

很遗憾,老张夫妇的遗嘱是无效的!

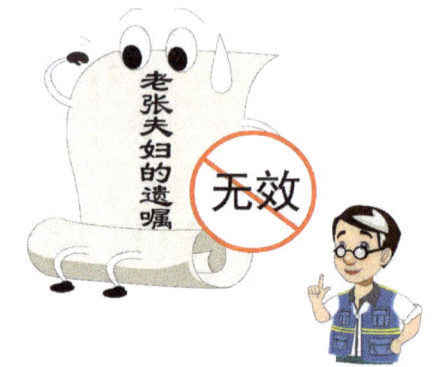

啊?这遗嘱白纸黑字写得清清楚楚,怎么就无效了呢?

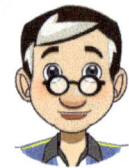

大伙都知道,见证人是打击造假遗嘱的正义联盟,是守护立遗嘱人意志的钢铁战士!

挑选见证人应该淘汰哪些人呢?

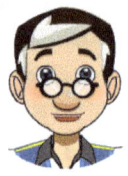

首先,继承人、受遗赠人和遗嘱具有利害关系,不能作为见证人。所以李阿姨的儿子儿媳必须出局。

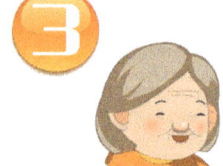

我儿媳的哥哥很有威望,请他来做见证人,可以吗?

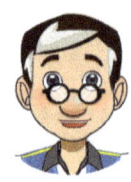

继承人、受遗赠人的子女、配偶、债权人、债务人、共同经营的合伙人也具有利害关系,不能作为见证人。所以李阿姨儿媳的哥哥也不能作为见证人。

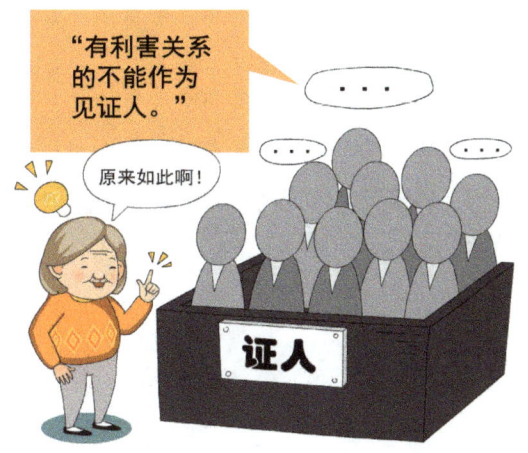

我来给张大爷做见证人,我和张大爷没有利害关系!

十八周岁以下的未成年人,没有能力做见证!所以小朋友的好意只能心领了。

唉,立遗嘱找见证人还真不容易,我到底该找谁?

精神病、老年痴呆等患者不能辨认自己的行为,也不能入选。除了这些,基本都可以算是合格的见证人了。

明白了,明白了!我们找其他的见证人,让儿媳再打印一份遗嘱!

不行,被排除出见证人范围的不能作为代写人;否则遗嘱还是无效。一般情况下,老张夫妇应该选择两个见证人,其中一人作为代写人。

7

好好好，不找儿媳代书，那我儿媳找的人能做代书人吗？

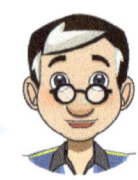

如果老张儿媳找的人与遗嘱没有利害关系，可以作为见证人和代书人。但是为了防止被骗，还是自己找人最靠谱。请记住：代书遗嘱易上当，利害关系须谨慎！

小贴士

1. 见证人应该是十八周岁以上的成年人。
2. 不能辨认自己行为的老年人不能作为见证人。
3. 张老汉和李阿姨应该分别口述各自的遗嘱内容。
4. 继承人、受遗赠人、继承人的子女、配偶等均为具有利害关系的人，不得作为见证人。
5. 继承人、受遗赠人的债权人、债务人，共同经营的合伙人也是具有利害关系的，不得作为见证人。
6. 立遗嘱人最好自己寻找无利害关系的见证人，防止被人欺骗。

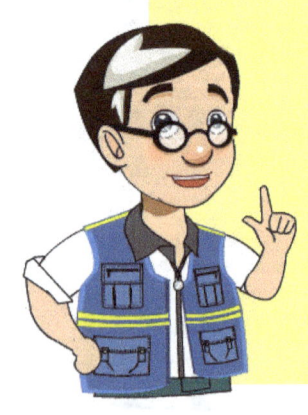

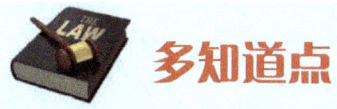
多知道点

根据《继承法》的规定，下列人员不能作为遗嘱见证人：

（一）无行为能力人、限制行为能力人。

（二）继承人、受遗赠人。

（三）与继承人、受遗赠人有利害关系的人。

无行为能力人、限制行为能力人，包括：

（一）不满十周岁的未成年人是无民事行为能力人。

（二）十周岁以上的未成年人是限制民事行为能力人。但是，十六周岁以上不满十八周岁的公民，以自己的劳动收入为主要生活来源的，视为完全民事行为能力人。

（三）不能辨认自己行为的精神病人是无民事行为能力人。

（四）不能完全辨认自己行为的精神病人是限制民事行为能力人。与继承人、受遗赠人有利害关系的人主要是指与财产有关联的人，与当事人有其他利害关系的人。

最高人民法院关于贯彻执行《中华人民共和国继承法》若干问题的意见第三十六条规定，继承人、受遗赠人的债权人、债务人，共同经营的合伙人，也应当视为与继承人、受遗赠人有利害关系，不能作为遗嘱的见证人。

下列人员属于与继承人、受遗赠人有利害关系的人：

1. 继承人、受遗赠人的债权人、债务人。
2. 继承人、受遗赠人共同经营的合伙人。
3. 其他与继承人、受遗赠人有利害关系的人，如继承人的子女等。

（以上内容由上海众华律师事务所李中华律师提供。）

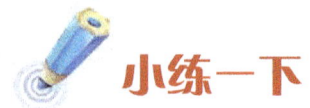 小练一下

选择题

1. 李阿姨请儿子做遗嘱的见证人，遗嘱有效吗？
A．有效　　　　　　　　B．无效

正确答案：B．无效。

2. 李阿姨可以请谁做遗嘱的代书人？
A．儿媳　　　　　　　　B．居委会工作人员

正确答案：B．居委会工作人员。

第十三节
万一女儿出嫁不赡养，怎么办？

 情景案例

老张夫妇膝下有一儿一女，儿子生活困难，没法赡养他们；女儿认为自己已经出嫁，不给赡养费。遇到这种情况，老张夫妇应该怎么办？

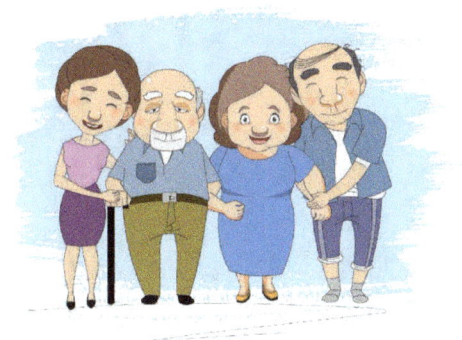

我和老伴七十多，生有一子和一女。

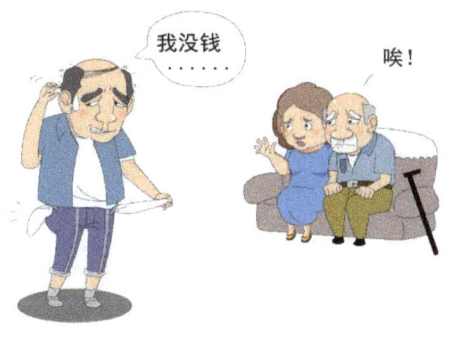

儿子贫穷难赡养。

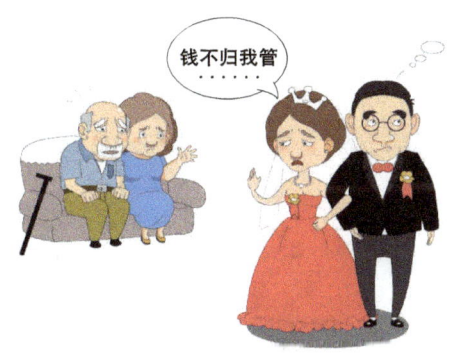

女儿出嫁拒给钱。

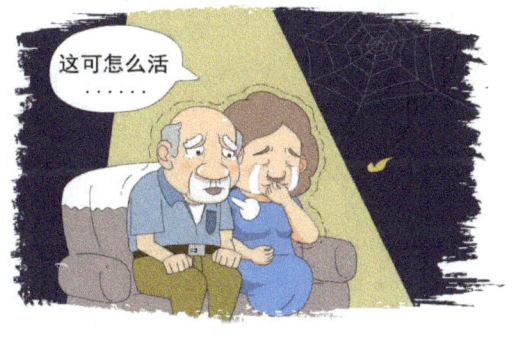

唉，晚年生活真困难，真困难！

解决方案

俗话说，嫁出去的女儿泼出去的水。在古代中国，女性普遍地位低、受歧视；而如今，众多女性撑起了半边天，享受的某些权利更是让不少男同胞们羡慕嫉妒恨。那么，在履行义务方面女性是不是也比男性享受更多优惠呢？其实不然，在赡养老人的义务上，男女平等是主旋律！《婚姻法》规定，子女都有赡养父母的义务。所以，老张女儿以出嫁为理由拒绝赡养父母的行为是错误的！

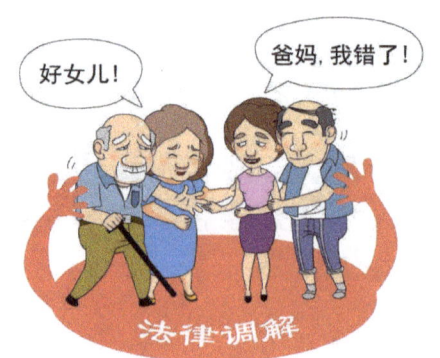

那我怎么才能让我女儿支付赡养费呢？

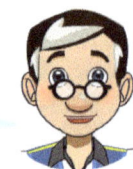

有难题找居委会啊！居委会大妈一出马，全心全意帮您忙，还怕拿不着赡养费吗？

我女儿性子倔，就怕居委会也难说服她。

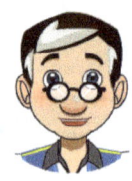

那就只有使出撒手锏——通过法律途径解决问题啦！集齐以下三道护身符：女儿的身份信息、夫妇俩的身份信息及起诉状，向女儿所在地的区级人民法院提起诉讼。走到这一步，赡养费不拿还真不行！

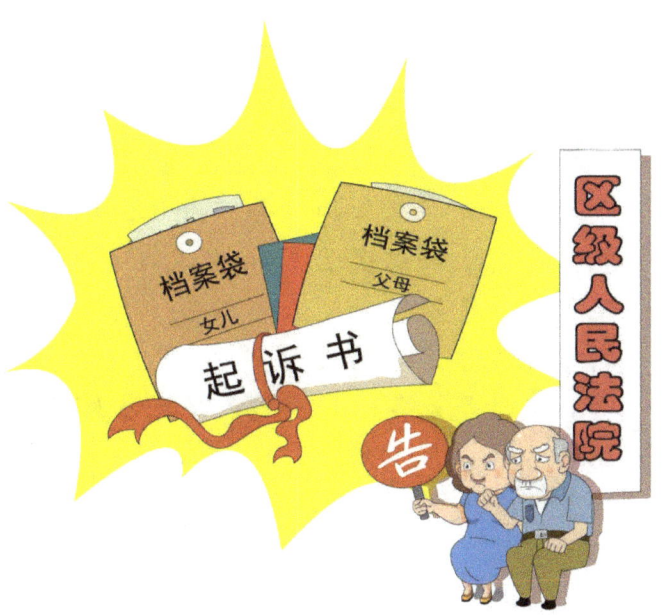

3

我不是不想支付赡养费,自从嫁了人,我一直没工作,钱都是我丈夫赚的,我哪有钱赡养爸妈啊!

老张夫妇的赡养费可以用女婿的收入来支付。丈夫收入属于夫妻共同财产,老张女儿具有同样的财产处分权。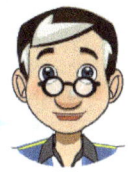

4

那我爸妈还有一个养女和一个继女,她们是不是也该赡养呢?

不管是养女还是继女,如果和老张夫妇有抚养关系,就必须承担赡养义务;如果没有抚养关系,就可以不承担赡养义务。记住:养育之恩不可忘,赡养父母无条件!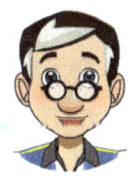

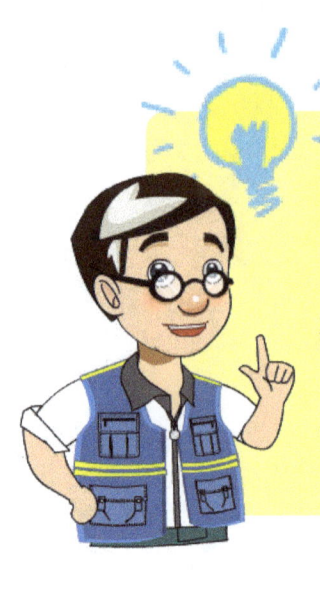

小贴士

1. 子女都有赡养父母的义务，女儿出嫁不承担赡养义务属于认识误区。
2. 子女包括已婚子女、未婚成年子女，男女具有同等的赡养父母的义务。
3. 赡养父母是无条件的，赡养不因出嫁而免除。

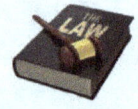

多知道点

《婚姻法》规定，子女都有赡养父母的义务。

这里所讲的子女包括已婚、未婚的成年儿子和女儿，也包括养子女和继子女。所以说，认为出嫁的女儿没有赡养父母的义务，是错误的。

最高人民法院《关于已出嫁女儿赡养父母和媳妇赡养婆婆问题的批复》中指出，关于已出嫁女儿为家庭妇女，没有工资收入，可否从她夫妻共同劳动所得的财产中拿出适当部分赡养父母的问题，法院认为："家庭妇女照料家务抚育子女的劳动应与丈夫获取生活资料的劳动有同等的价值，丈夫劳动所得的工资亦应认为夫妻共同劳动所得的财产。同时，夫妻双方对于家庭财产有平等的所有权与处理权。因而已出嫁的女儿虽是家庭妇女，没有工资收入，但也可以从她夫妻共同劳动所得的财产中取出适当部分来赡养父母。如果女婿不同意他的妻子这样做，可以对他进行说服教育，但要其所在单位强扣其工资是不妥当的。"

（以上内容由上海众华律师事务所李中华律师提供。）

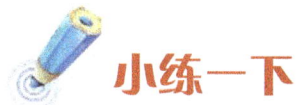

选择题

1. 老张的女儿出嫁了，她拒绝支付赡养费合法吗？
   A．合法　　　　　　　B．不合法

   正确答案：B．不合法。

2. 老张有个继女，但是老张没有抚养过继女，请问继女是否需要支付老张的赡养费？
   A．需要　　　　　　　B．不需要

   正确答案：B．不需要。

第十四节
不带孙辈，万一子女不赡养怎么办？

 情景案例

老赵身体有疾病，没法照看外孙。现在老赵生活有困难，女儿认为父亲没有照顾自己的孩子，不给赡养费。遇到这种情况，老赵应该怎么办？

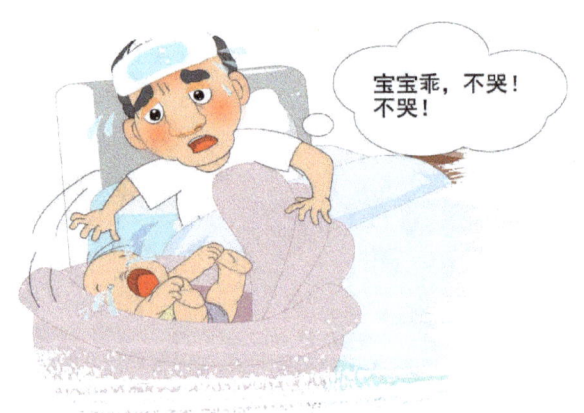

老来生病身体弱，
照看外孙力不足。

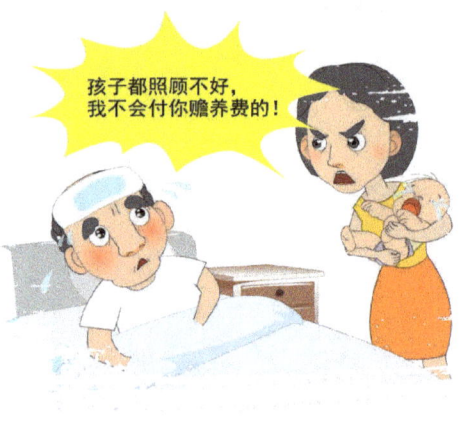

女儿说我太自私，
拒不支付赡养费。

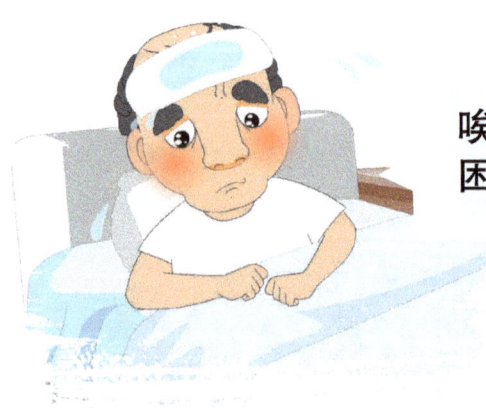

唉，老头我生活困难大，
困难大！

 ## 解决方案

在中国，很多退休老人通常会把自己过剩的劳动力消耗在帮助子女照看孙辈上，这种普遍现象还有一个非常和谐的别称叫"享受天伦之乐"。确实，老人养着乐呵，子女落得清闲，不失为节约抚养成本的好方法。可如果老人无力照看孙辈，结果可能就是儿女很生气，后果很严重！这不，老赵的女儿就因为老赵不照看外孙拒绝支付赡养费。事实上，老赵女儿的行为是不合法的。法律规定，子女对父母的赡养义务是无条件的，必须履行；而父母没有法定的义务照顾孙辈。

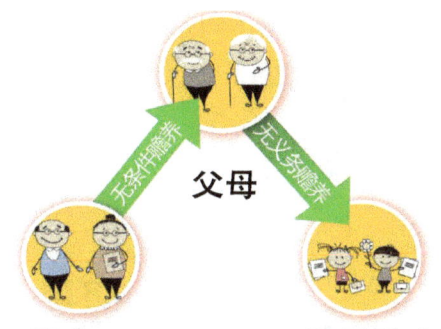

1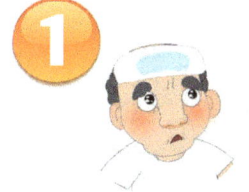

我要怎么做才能让我女儿支付赡养费呢？

这事，就找居委会帮助！轮流教育、批评式说服、递推型诱导，居委会大妈们可有一手呢！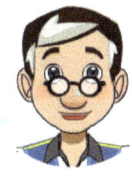

2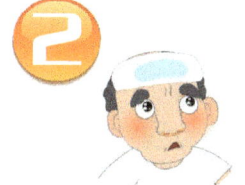

我女儿性子倔，居委会的话她不一定会听！

碰上这样的女儿，那就只有通过法律手段解决问题了。集齐三道护身符：女儿的身份信息、老赵自己的身份证及起诉状，到女儿所在地的区级人民法院提起诉讼！看她服不服！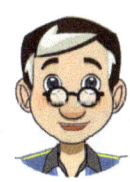

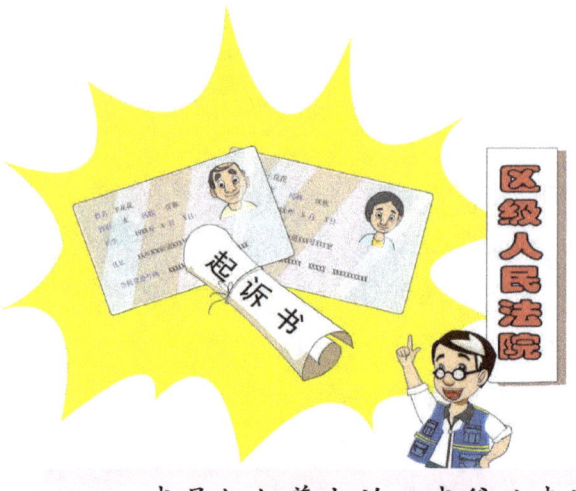

3 我是奶奶养大的,我爸从来没有养过我,为什么我还要赡养他?

即使父母没有抚养子女,子女在有经济能力的情况下也应该承担赡养义务。不管怎么说,毕竟父母有生育之恩。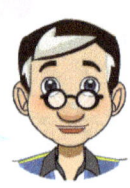

4 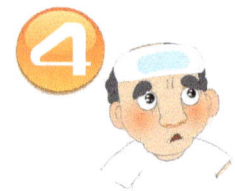 如果我女儿给了我赡养费,我是不是一定要照料外孙?我身体不好,恐怕吃不消啊。

老赵完全可以硬气地拿赡养费,然后拒绝照料外孙。别忘了法律规定:赡养义务无条件,照顾孙辈非义务!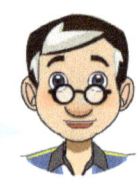

小贴士

1. 赡养义务是子女的法定义务,而父母没有法定的义务去照顾孙辈。
2. 赡养义务不得以没有照顾孙辈而免除。

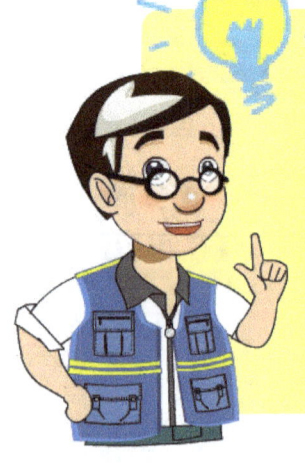
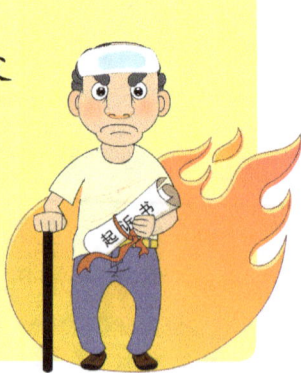

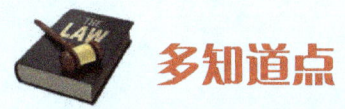 **多知道点**

《老年人权益保障法》规定：赡养人应当履行对老年人经济上供养、生活上照料和精神上慰藉的义务，照顾老年人的特殊需要；赡养人不履行赡养义务，老年人有要求赡养人付给赡养费的权利。

《婚姻法》第二十一条规定：子女对父母有赡养扶助的义务。子女不履行赡养义务时，无劳动能力的或生活困难的父母，有要求子女付给赡养费的权利。

子女对父母赡养扶助是其应尽义务，该义务是无条件的，必须履行的。

有赡养能力的子女不能免除赡养义务的情形主要有：

（1）已婚的成年子女本人没有经济收入，但配偶的收入足以维持生活的，应当承担赡养义务。

这是因为夫妻关系存续期间的收入属于夫妻共同财产，夫妻双方共同享有处分权。

（2）不能以父母不抚养自己为由推脱赡养责任。

父母因为生活困难、犯罪或其他客观条件确实不能抚养未成年子女的，在该子女成年独立后，如父母符合被赡养要件的，子女仍应当尽赡养扶助义务。

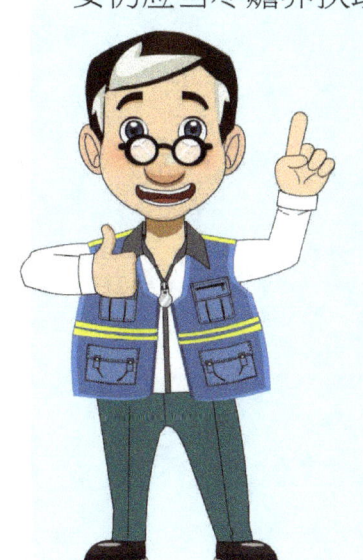

（3）父母取消子女对财产的继承权，子女仍有赡养义务。

（4）子女不能通过声明放弃财产继承而不承担赡养义务，子女放弃继承权的行为有效，但是不承担赡养义务的行为无效。

（以上内容由上海众华律师事务所李中华律师提供。）

小练一下

选择题

1. 老赵没有抚养外孙，他的女儿就不给老赵赡养费，这样合法吗？
 A．合法　　　　　　B．不合法

正确答案：B．不合法。

2. 老赵的女儿支付了赡养费，老赵是不是一定要帮助小赵抚养外孙呢？
 A．是　　　　　　　B．不是

正确答案：B．不是。

第十五节
万一母子断绝关系了，还能要求赡养吗？

 ## 情景案例

张阿姨和儿子签订了断绝母子关系的协议书，现在张阿姨身体有病需要钱，可是儿子认为和张阿姨已经不是母子，不给赡养费。遇到这种情况，张阿姨应该怎么办？

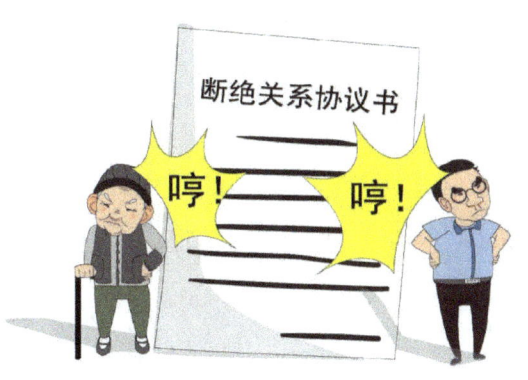

我和儿子有协议，
断绝关系不往来，
权利义务不相欠。

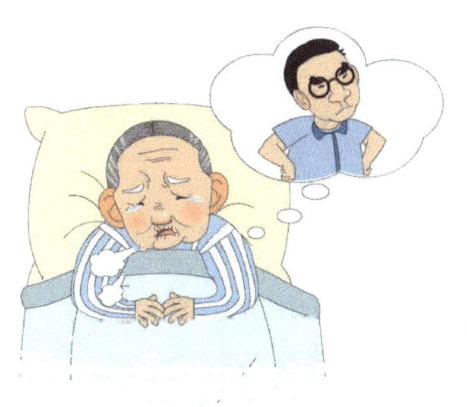

如今体弱又多病。
唉，要他赡养难开口，
难开口！

解决方案

俗话说血浓于水，亲情最珍贵，可这世上偏偏就有奇葩母子，闹了矛盾谁都不肯说对不起，闹到后来成"没关系"了。这不，张阿姨和他儿子就是这样，签订协议书断绝了母子关系，母亲不是母亲了，儿子也不是儿子了。可是，换了称呼，能换得了这一身的DNA吗？事实上，法律规定，断绝关系的协议书是不合法的，属于无效！

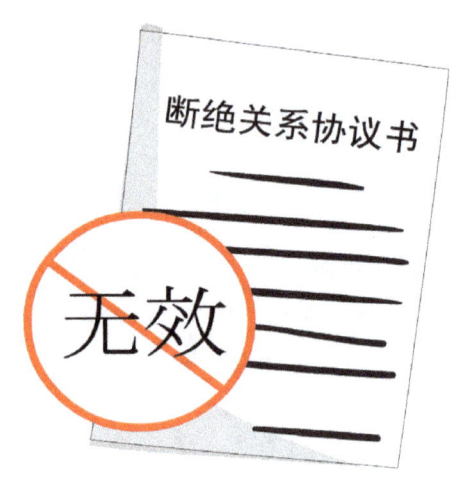

 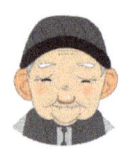

嘿，这么说，我儿子还是我儿子！那我还能让他养我吗？

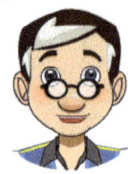

当然，张阿姨可以要求儿子履行赡养义务。

 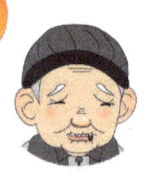

可是，我儿子根本不搭理我，我怎么问他要赡养费？

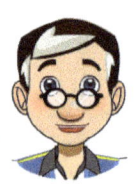

这事儿，就找居委会帮忙！轮流教育、批评式说服、递推型诱导，居委会大妈们可有一手呢！

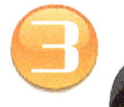 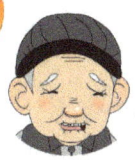

我儿子性子倔，居委会的话他恐怕不会听。

碰上这样的儿子，那就只有通过法律手段解决问题了。集齐三道护身符：儿子的身份信息、张阿姨自己的身份信息及起诉状，向儿子所在地的区级人民法院起诉，看他还硬不硬得起来！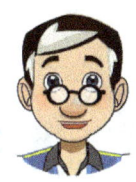

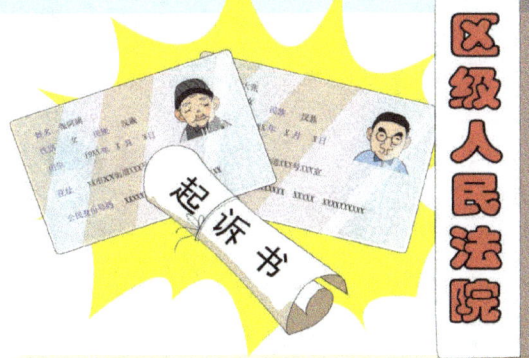

 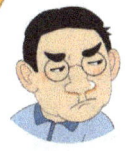

我和弟弟早就签了赡养协议，由他来赡养母亲！

唉，我最近刚失业，没钱支付赡养费，怎么办啊？

两个子女和父母签订了赡养协议，由其中一个子女赡养。如果履行赡养协议的子女中途丧失赡养能力，应该由另一个子女赡养父母。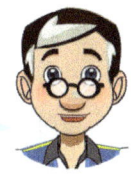

 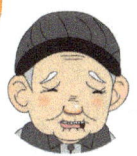

我根本不知道两个儿子签订了赡养协议，这是怎么回事？

如果赡养协议没有取得父母的同意，属于无效。不管怎么样，张阿姨大儿子的赡养费应该交！记住：血缘关系难断绝，赡养义务须承担！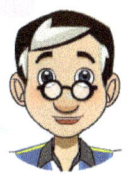

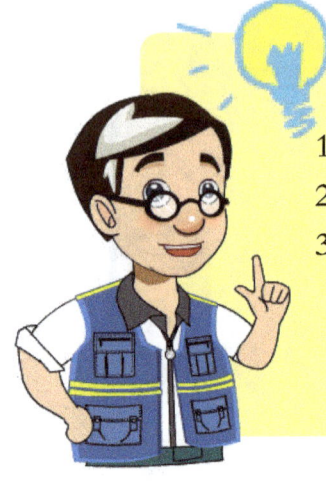

小贴士

1. 断绝血缘关系的协议是无效的。
2. 子女的赡养义务不能通过签协议免除。
3. 子女与父母签订的《不赡养协议》也是无效的。

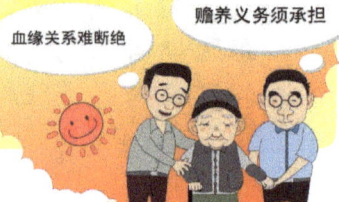

多知道点

声明断绝父母子女关系的协议，违反法律规定，不合法。

《中华人民共和国宪法》和《中华人民共和国婚姻法》以及其他的行政法律法规没有对声明断绝父母子女关系作出具体的规定，因此，声明断绝父母子女关系没有法律依据，不受法律保护。

《婚姻法》第三十六条规定：父母与子女间的关系，不因父母离婚而消除。离婚后，子女无论由父或母直接抚养，仍是父母双方的子女。依据该条规定，夫妻依法解除婚姻关系，亦不能消除其父母子女关系。

最高人民法院华东分院于1951年11月2日作出《关于父母子女间的法律关系可否声明脱离问题的批复》指出，父母对子女仍应负抚养教育义务，子女对父母仍应负赡养扶助义务。

协议免除赡养义务，也是违反法律规定，不合法的。

子女对父母的赡养是法定的义务，不得附加任何条件，不得任意放弃。这项义务不以子女是否与父母之间订有某种协议为履行的前提。子女不得以订立了不赡养的协议或其他理由，拒绝履行赡养义务。

《婚姻法》中规定的父母子女之间的权利义务，不是以对方的付出为前提的，而是基于双方特殊的身份关系。即使父母因客观困难未尽到抚养教育责任，或者父母在主观上有过错，子女也不能以此为理由放弃对父母的赡养义务和社会责任。

根据《民法通则》所确立的原则，平等主体之间的民事行为遵循意思自治的原则，但是当事人的意思自治必须遵守法律，应当尊重社会公德，违反法律或者社会公共利益的民事行为为无效的民事行为。

订立不赡养父母的协议，既违反了法律规定，侵害了父母的合法权益，同时也违背了社会公德以及伦理道德，因此，它是无效的协议，从行为开始起就没有法律约束力。根据司法部《赡养协议公证细则》第九条规定，赡养协议中不得有处分被赡养人财产或以放弃继承权为条件不尽赡养义务等，侵害被赡养人合法权益的违反法律、政策的内容。

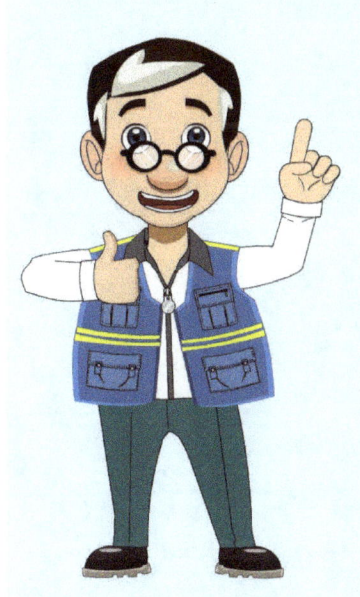

根据《婚姻法》的规定，子女不履行赡养义务时，无劳动能力或生活困难的父母，有要求子女给付赡养费的权利。

《老年人权益保障法》亦规定，人民法院对老年人追索赡养费或者抚养费的申请，可以依法裁定先予执行。对于虐待、遗弃父母，情节恶劣构成犯罪的，应当依照刑法惩处。

（以上内容由上海众华律师事务所李中华律师提供。）

选择题

1. 张阿姨和儿子签订了脱离母子关系的协议，儿子可以拒绝赡养张阿姨吗？

   A．可以　　　　　　　　B．不可以

   正确答案：B．不可以。

2. 张阿姨的两个儿子签订协议由大儿子赡养张阿姨。如果中途大儿子没有能力赡养，小儿子要负责赡养吗？

   A．要　　　　　　　　　B．不要

   正确答案：A．要。

第十六节
万一成了空巢老人，怎么办？

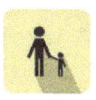 **情景案例**

张阿姨的儿子每个月给张阿姨打钱，但是很少看望她。张阿姨感觉非常孤独，经常闷闷不乐。遇到这种情况，张阿姨应该怎么办？

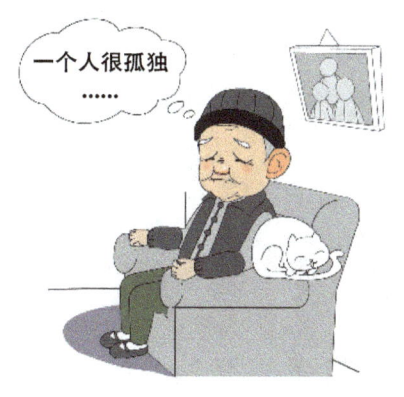

退休独居守空房，
儿子每月寄钱来。

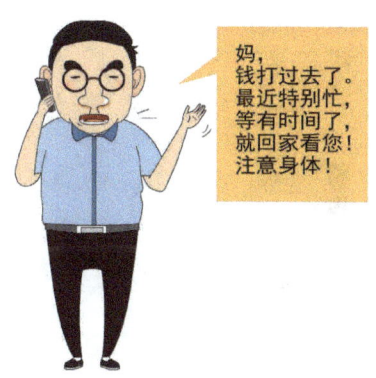

工作忙碌常在外，
从不回家看一眼。

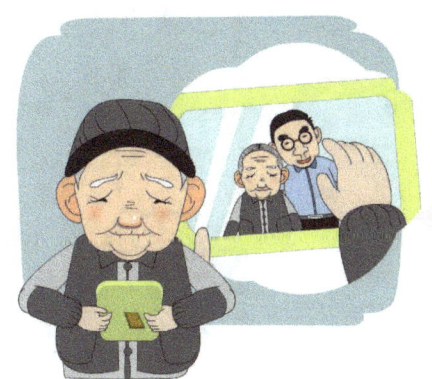

唉，心里憋屈闷得慌，
闷得慌！

 ## 解决方案

孔圣人曾经说：父母在，不远游，可要是当个"家里蹲"，更被人戳脊梁骨。很多年轻人在外地工作甚至很少回家，于是就有了像张阿姨这样缺少儿女陪伴的空巢老人。其实，空巢老人目前已经受到社会各界人士的广泛关注，而且，法律还规定，赡养老人不仅包括经济供养，还包括生活上的照料，精神上的慰藉。

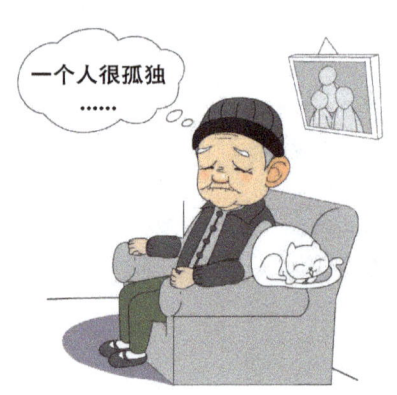

1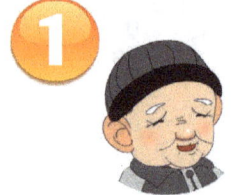

我儿子每次都说自己很忙，我怎么才能让他来关心我呀？

确实，现在有些年轻人是真忙，应酬、交友、购物、看电影……眼一睁一闭，周末就过去了。不过时间就像地铁，愿意挤的才算有心人。遇到忙碌的子女，就需要爱心的搬运工——居委会来帮忙了！转达老人的思念，教导正确的赡养法律知识。通过居委会的调解，相信张阿姨的儿子一定会常回家看看的。

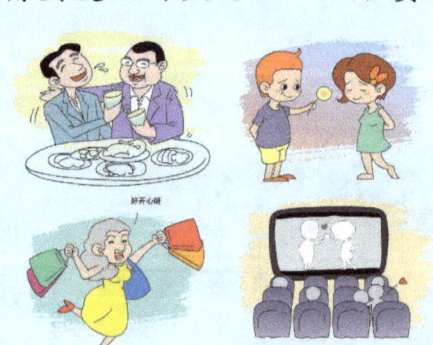
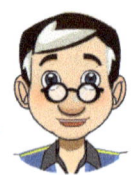

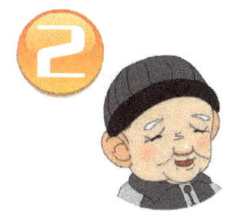

❷ 太好了,我儿子每个月能看望我几次啊?

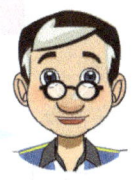

这个法律没有具体规定。不过,根据实际情况推断,一般一月两次。

❸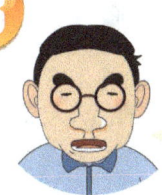

唉,我工作的地方远,周末还老加班,我总不能为了看妈丢掉工作吧?要这样,我连最基本的赡养费都给不起了!

如果小张实在没有时间,可以花钱请人照料母亲,要知道寂寞的身影需要陪伴;现代化的联系方式也能拉近母子的心灵(打电话、发短信、上网视频),让老人不再缺爱。其实,张阿姨也可以主动联系儿子,关心儿子,儿子才会更关心母亲!要知道:沟通理解最重要,母慈子孝多和睦。

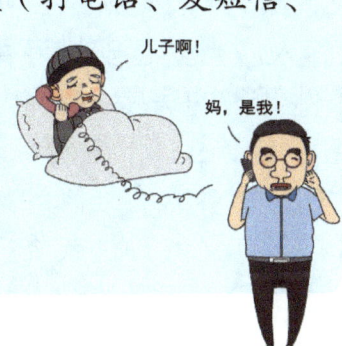

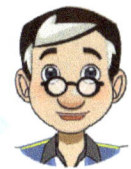

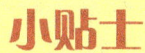

小贴士

1. 精神方面的赡养义务,以说服教育为主,进行感情沟通。
2. 如果赡养义务人拒不照看探望,法院一般很难操作。
3. 子女与父母签订的《不赡养协议》也是无效的。
4. 如果子女由于工作问题确实无法探望照顾父母,可以尽量安排自己的子女、配偶或亲戚朋友,对父母进行关心或照顾。

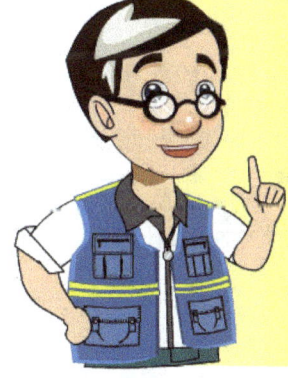

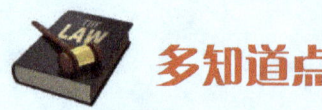 **多知道点**

赡养包括四个方面的内容：一是经济上供养；二是生活上照料；三是精神上慰藉；四是照顾老年人的特殊需要，其中后三个方面主要属于精神层面。我国法律虽没有直接使用精神赡养这一说法，但事实上已确认赡养包括物质和精神两个层面。

《中华人民共和国老年人权益保障法》具体规定了赡养义务的几个方面：

1. 赡养人应当履行对老年人经济上供养、生活上照料和精神上慰藉的义务，照顾老年人的特殊需要。

2. 赡养人应当使患病的老年人及时得到治疗和护理；对经济困难的老年人，应当提供医疗费用；对生活不能自理的老年人，赡养人应当承担照料责任；不能亲自照料的，可以按照老年人的意愿委托他人或者养老机构等照料。

3. 赡养人应当妥善安排老年人的住房，不得强迫老年人居住或者迁居条件低劣的房屋。老年人自有的或者承租的住房，子女或者其他亲属不得侵占，不得擅自改变产权关系或者租赁关系。老年人自有的住房，赡养人有维修的义务。

4. 赡养人有义务耕种或委托他人耕种老年人承包的田地，照管或委托他人照管老年人的林木和牲畜等，收益归老年人所有。

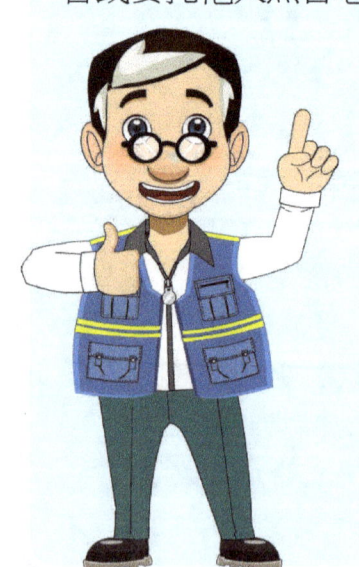

5. 家庭成员应当关心老年人的精神需求，不得忽视、冷落老年人。与老年人分开居住的家庭成员，应当经常看望或者问候老年人。用人单位应当按照国家有关规定保障赡养人探亲休假的权利。

赡养费是指子女在经济上为父母提供必需的生活费用，即承担一定的经济责任，提供必要的经济帮助，给予物质上的费用帮助。

支付赡养费仅仅是物质方面的赡养，如果不提供探望、关心等精神方面的照顾，也是没有完全履行赡养义务。

选择题

1. 赡养老人只包括经济供养，对吗？
A．对　　　　　　　　B．错

正确答案：B．错。

2. 如果小张实在没办法回家陪伴张阿姨，张阿姨应该怎么做？
A．把儿子告上法院　　B．多和儿子沟通

正确答案：B．多和儿子沟通。

第十七节
万一存款变保单,怎么办?

 情景案例

老张到银行存钱,在工作人员热情的推荐下,购买了一款理财产品,还在合同上签了字。事后,老张听说理财产品有风险,心里非常不安。遇到这种情况,老张应该怎么办?

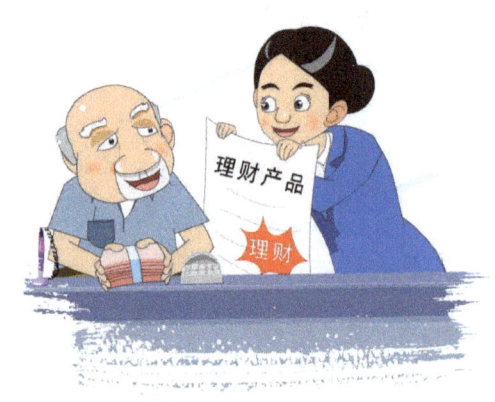

五万钞票存银行,
工作人员来推荐。

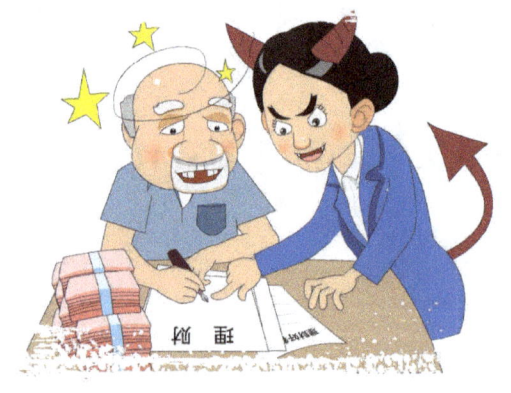

理财产品分红高,
合同上面签了字。

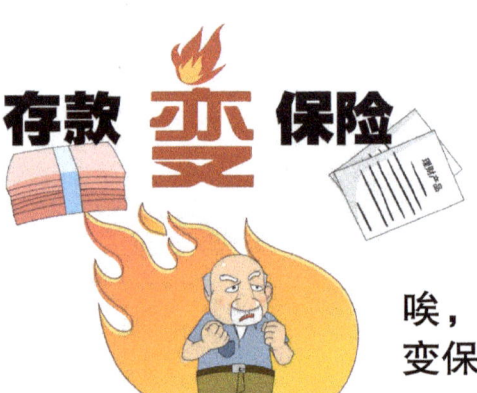

唉,哪知存款变保险,
变保险!

解决方案

炒楼盘，囤黄金，经过一系列的炒作，中国大爷似乎已经成为有钱人的代名词。但事实上，更多的大爷们则是省吃俭用积攒一辈子，好不容易才存了点钱来养老。老张就是属于后者。现在，老张的五万元存款竟然全部买了保险，像保险这样的理财产品，利润虽然高，但风险可不小，也难怪老张紧张得跟怀里揣了个定时炸弹似的。所以，万教授在这里必须提醒大家：如果有意向购买理财产品，一定要擦亮火眼金睛仔细了解产品内容。请专家或律师代购绝对是降低投资风险的不二之选；签保险单之前，应该确认合同条例，提前和子女商量更是防坑必备大招。

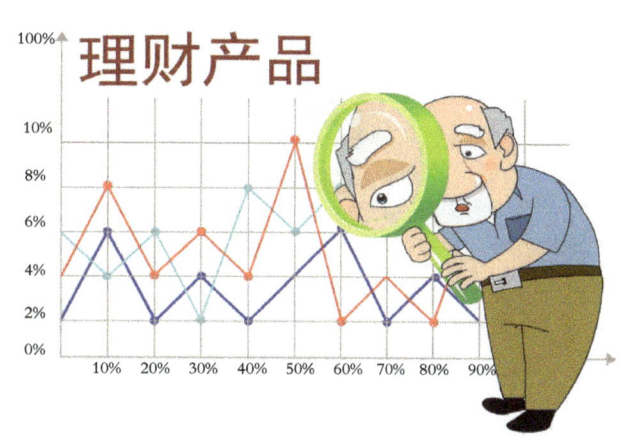

唉，我字都签了，现在放马后炮有什么用啊！

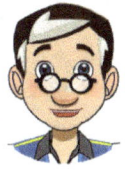

机票都还能改签呢，老张想反悔当然还来得及。在犹豫期内，投保人可以拒签或者退保。

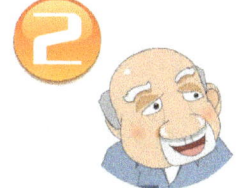

犹豫期是什么意思？

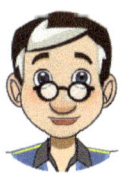

保险单签订之后15日内属于犹豫期，在犹豫期间，投保人有全额退保的权利。

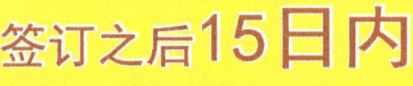
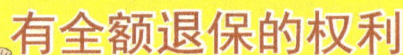

签订之后15日内有全额退保的权利

③ 太好了！那我就再犹豫犹豫，晚点儿再去退保，到时候气死他们。

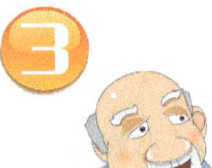

犹豫期内退保只会损失10元工本费；万一超过犹豫期退保，老张就只能吃大亏，根本没地方给您喊冤；还是尽早退保以免超时。

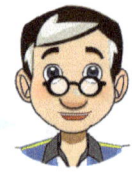

④ 对对对，我得赶紧去退保。对了，那个销售人员不告诉我购买保险的风险，我可不可以告他？

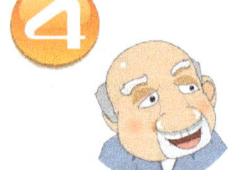

银行销售人员不告知风险或者"有限告知"相关内容，客观上误导了老张，侵害了老张的知情权。但由于取证困难，想要胜诉非常难。所以，最保险的办法还是：购买保险须谨慎，理性理财更保险。

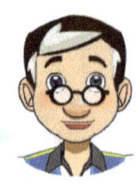

小贴士

1. 购买理财产品，最好由子女陪同或告知子女。
2. 理财避免只选择收益高的产品，应该看看是否需要。
3. 理财产品购买，特别是保险购买，最好咨询律师或其他理财专家。
4. 最好由律师或者理财专家代为购买理财产品。
5. 注意保单上的风险提示语。(如：分红保险风险提示语："您投保的是分红保险，红利分配是不确定的。")

多知道点

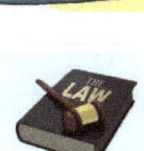

延长投保犹豫期、老人在银行买保险不得现场出单等措施，可以避免"存款变保险"等行为的发生。

《关于进一步规范商业银行代理保险业务销售行为的通知保监发》〔2014〕3号规定：

（一）投保人存在以下情况的，向其销售的保险产品原则上应为保单利益确定的保险产品，且保险合同不得通过系统自动核保现场出单，应将保单材料转至保险公司，经核保人员核保后，由保险公司出单：

1. 投保人填写的年收入低于当地省级统计部门公布的最近一年度城镇居民人均可支配收入或农村居民人均纯收入。
2. 投保人年龄超过65周岁或期交产品投保人年龄超过60周岁。

保险公司核保时应对投保产品的适合性、投保信息、签名等情况进行复核，发现产品不适合、信息不真实、客户无继续投保意愿等问题的不得承保。

（二）销售保单利益不确定的保险产品，包括分红型、万能型、投资联结型、变额型等人身保险产品和财产保险公司非预定收益型投资保险产品等，存在以下情况的，应在取得投保人签名确认的投保声明后方可承保：

1．趸交保费超过投保人家庭年收入的4倍。

2．年期交保费超过投保人家庭年收入的20%，或月期交保费超过投保人家庭月收入的20%。

3．保费交费年限与投保人年龄数字之和达到或超过60。

4．保费额度大于或等于投保人保费预算的150%。

在投保声明中，投保人应表明投保时了解产品情况，并自愿承担保单利益不确定的风险。

（三）保险公司应在保险单册封面以不小于72号的字体标明"保险合同"，并用不小于2号的字体标明保险公司名称。

保险公司应在保险单册封面用不小于3号的字体标明风险提示语及犹豫期提示语。

分红保险风险提示语："您投保的是分红保险，红利分配是不确定的。"

万能保险风险提示语："您投保的是万能保险，最低保证利率之上的投资收益是不确定的。"有初始费用的产品还应包括："您交纳的保险费将在扣除初始费用后计入保单账户。"

投资联结保险风险提示语："您投保的是投资联结保险，投资回报具有不确定性。"有初始费用的产品还应包括："您交纳的保险费将在扣除初始费用后计入投资账户。"

其他产品类型的风险提示语，由公司自行确定。

犹豫期提示语："您在收到保险合同后15个自然日内有全额退保（扣除不超过10元的工本费）的权利。超过15个自然日退保有损失。"

（以上内容由上海众华律师事务所李中华律师提供。）

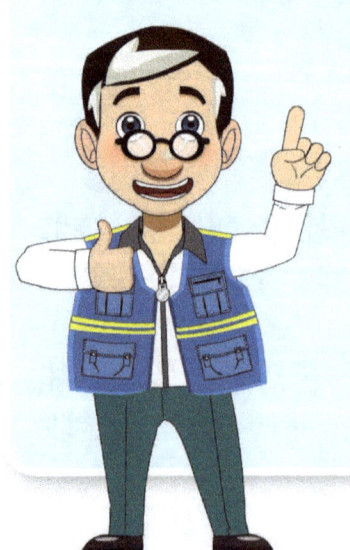

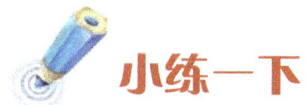

小练一下

选择题

1. 犹豫期是指保险单签订之后多少日？
   A．15日内　　　　　　　　B．20日内

正确答案：A．15日内。

2. 如果老张想购买理财产品，他应该怎么做？
   A．请银行工作人员购买　　　B．提前和子女商量

正确答案：B．提前和子女商量。

第十八节
万一买东西被忽悠，怎么办？

 ### 情景案例

老赵在商品展销会上买了一个"富硒能量枕"。商家说这个产品能治疗高血压，可是老赵使用后发现没有任何效果。遇到这种情况，老赵应该怎么办？

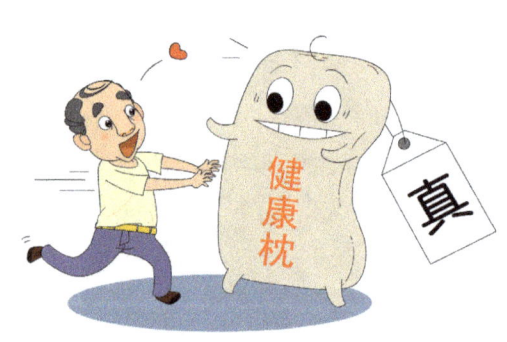

高价买来健康枕。

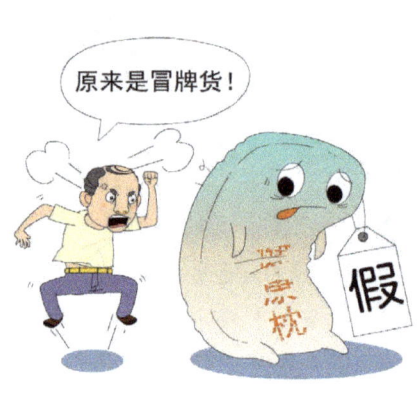

用了好久没见效。

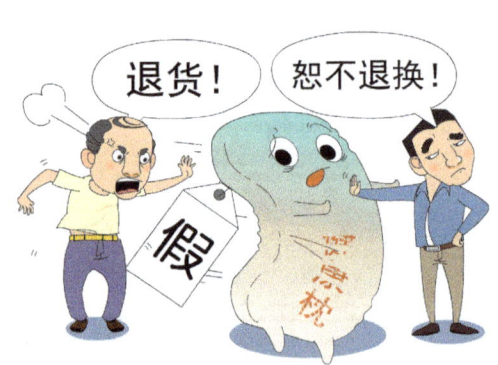

找到商家来退货，好说歹说不给退。

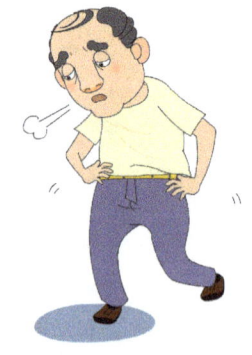

唉，势单力薄维权难，维权难！

 **解决方案**

由于缺乏专业知识，老年人往往会掉进营销人员用花言巧语编制的陷阱里，花大把的养老金买回来一堆毫无用处的保健品。结果，健康没买到，买到一堆气受！面对无良商家的忽悠，最好的办法还是积极反击，果断维权，杀他个回马枪！

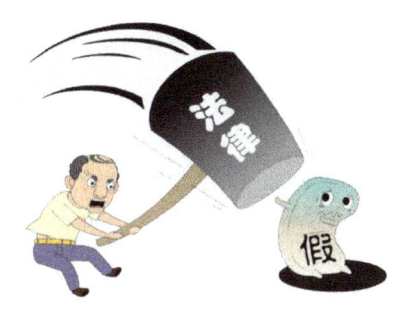

① 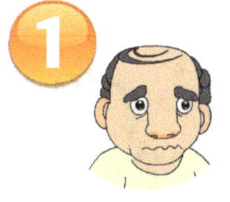 我应该怎么维权呢？

维权第一招：凭据保管好！老赵购买健康枕的时候，商家所开的发票就是凭据。有了这凭据，就等于有了护身符，后面的事情就好办了！

维权第二招：消协帮您忙！老赵凭借凭据可以向消费者协会求助和投诉。消费者协会是消费者的保护伞，是打击假冒伪劣产品的战斗机，要是买东西上当受骗，找消协，准没错！

维权第三招：三倍赔偿金！一般情况，可以要求商家赔偿购买金额的三倍。如果老赵手中持有一千元的发票，应该得到三千元赔偿金。

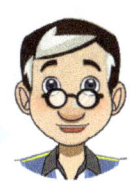

1. 凭据保管好！　　2. 消协帮你忙！

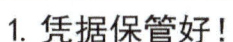

3. 三倍赔偿金！

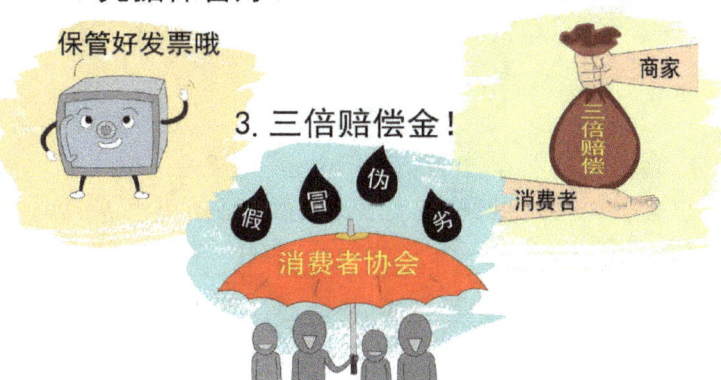

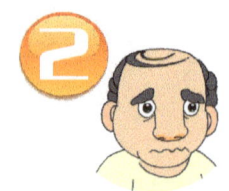

哎呀，我当初没有开发票，只开了一张收据，这可怎么办啊？

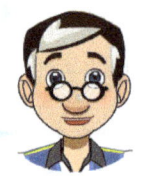

别拿收据不当凭据！没有发票没关系，收据也有证据效力。

要是消费者协会协商之后，对方还是拒绝赔偿怎么办？

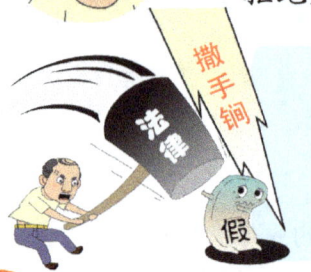

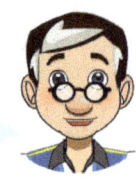

这个时候，就必须使出撒手锏——运用法律武器保护自己的权益了！老赵可以向法院起诉，索要赔偿。

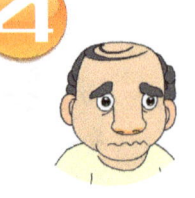

我想起来了，我的健康枕是在展销会上买的，展销会只开三天，现在，那个商家恐怕已经卷铺盖走人了，我找不到人怎么办啊？

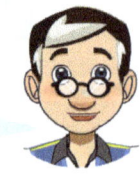

跑得了和尚跑不了庙！老赵可以向展览会主办方索要商家的有效地址和联系方式！

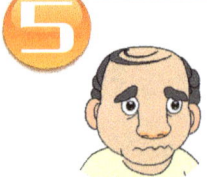

要是展览会主办方没法提供有效地址和联系方式，怎么办？

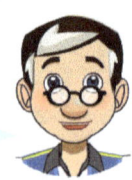

商家跑路了，赔偿就应该由展览会主办方负责。在这里，万教授提醒大家：积极维护消费权益，实现公平快乐购物。

小贴士

1. 商家夸大产品性能的行为属于虚假宣传，属于欺诈行为。
2. 购买产品索要发票，或者盖章的收据和凭据，以及消费清单等相关证据。
3. 消费者协会每个区都有设立，可以就近寻求法律援助。
4. 同时可以向工商部门举报，由工商部门进行罚款或其他处罚。
5. 虚假宣传属于欺诈行为。
6. 可以要求三倍价格的赔偿。
7. 可以向工商部门举报，进行罚款。
8. 可以向工商部门举报，记入信用黑名单。

多知道点

对商品虚假宣传的，即属于欺诈行为。

根据法律的规定，经营者在向消费者提供商品或服务中，有下列情形之一的，属于欺诈消费者行为：

（一）销售掺杂、掺假、以假充真、以次充好商品的；

（二）采取虚假或者其他不正当手段使销售的商品分量不足的；

（三）销售"处理品""残次品""等外品"等商品而谎称是正品的；

（四）以虚假的"清仓价""甩卖价""最低价""优惠价"或者其他欺骗性价格表示销售商品的；

（五）以虚假的商品说明、商品标准、实物样品等方式销售商品的；

（六）不以自己的真实名称和标记销售商品的；

（七）采取雇佣他人等方式进行欺骗性的销售诱导的；

（八）作虚假的现场演示和说明的；

（九）利用广播、电视、电影、报纸杂志等大众传播媒介对商品做虚假宣传的；

（十）骗取消费者预付款的；

（十一）利用邮购销售骗取价款而不提供或者不按照约定条件提供商品的；

（十二）以虚假"有奖销售""还本销售"等方式销售商品的；

（十三）以其他虚假或者不正当手段欺诈消费者的行为。

对于欺诈行为，可以要求三倍价格的赔偿。根据新《消费者权益保护法》第五十五条的规定，经营者提供商品或者服务有欺诈行为的，应当按照消费者的要求增加赔偿其受到的损失，增加赔偿的金额为消费者购买商品的价款或者接受服务的费用的三倍；增加赔偿的金额不足五百元的，为五百元。

对于欺诈行为，除承担民事责任外，还应承担行政责任。根据新《消费者权益保护法》第五十六条规定，经营者有下列情形之一，除承担相应的民事责任外，其他有关法律、法规对处罚机关和处罚方式有规定的，依照法律、法规的规定执行；法律、法规未作规定的，由工商行政管理部门或者其他有关行政部门责令改正，可以根据情节单处或者并处警告、没收违法所得、处以违法所得一倍以上十倍以下的罚款，没有违法所得的，处以五十万元以下的罚款；情节严重的，责令停业整顿、吊销营业执照：

（一）提供的商品或者服务不符合保障人身、财产安全要求的；

（二）在商品中掺杂、掺假，以假充真，以次充好，或者以不合格商品冒充合格商品的；

（三）生产国家明令淘汰的商品或者销售失效、变质的商品的；

（四）伪造商品的产地，伪造或者冒用他人的厂名、厂址，篡改生产日期，伪造或者冒用认证标志等质量标志的；

（五）销售的商品应当检验、检疫而未检验、检疫或者伪造检验、检疫结果的；

（六）对商品或者服务作虚假或者引人误解的宣传的；

（七）拒绝或者拖延有关行政部门责令对缺陷商品或者服务采

取停止销售、警示、召回、无害化处理、销毁、停止生产或者服务等措施的；

（八）对消费者提出的修理、重作、更换、退货、补足商品数量、退还货款和服务费用或者赔偿损失的要求，故意拖延或者无理拒绝的；

（九）侵害消费者人格尊严、侵犯消费者人身自由或者侵害消费者个人依法得到保护的权利的；

（十）法律、法规规定的对损害消费者权益应当予以处罚的其他情形。

对于欺诈行为，记录信用黑名单。

根据新《消费者权益保护法》第五十六条的规定，对于欺诈行为，除了承担民事责任、行政责任外，还应当记入信用档案，向社会公布。

（以上内容由上海众华律师事务所李中华律师提供。）

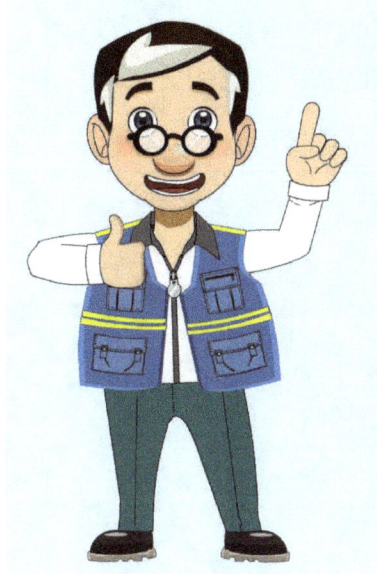

小练一下

选择题

1. 万一购买商品之后，发现商品伪劣仿冒，应该向哪个部门投诉？
   A．居委会　　　　　　　　B．消费者协会

正确答案：B．消费者协会。

2. 如果老赵购买商品没开发票，收据能当作凭据吗？
   A．能　　　　　　　　　　B．不能

正确答案：A．能。

第十九节
万一打官司中途缺钱，怎么办？

情景案例

老张的儿子不给赡养费，无奈之下，老张只能把儿子告上法院。可不巧的是，还没等法院判决，老张就患上了哮喘，想治病却拿不出钱。遇到这种情况，老张应该怎么办？

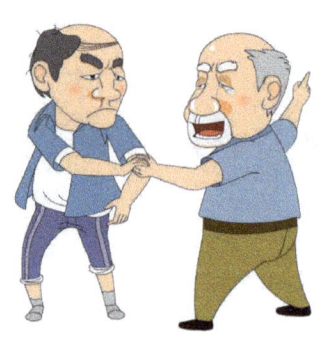 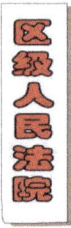 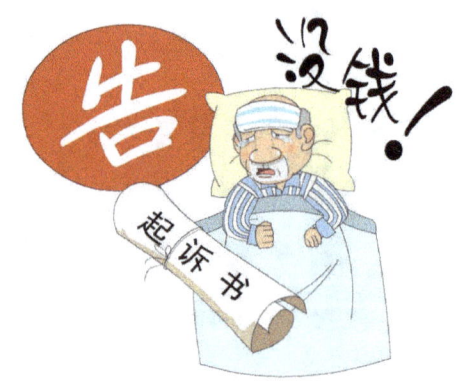

儿子拒付赡养费，
走投无路把状告。

诉讼期间又得病，
不知钱从哪里来。

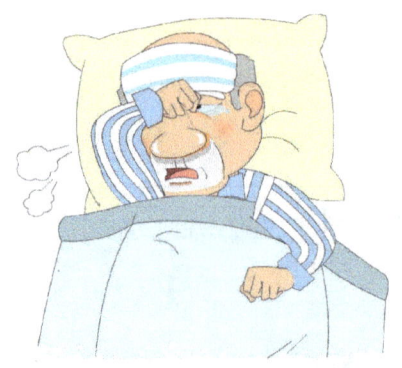

唉，我老汉生活难上难，
难上难！

 ## 解决方案

老张这回算是没法淡定了,问儿子要点赡养费还得请法院来搞定,还没等判决又生病进了医院,悲惨的人生没法解释。但是别忘了,法律是保护弱者的。《民事诉讼法》规定,对于追索赡养费的案件,人民法院根据当事人的申请,可以裁定先予执行。

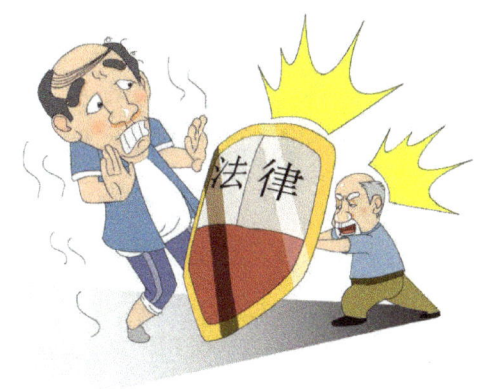

1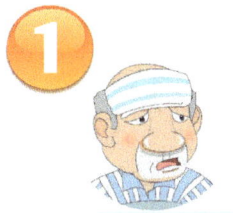

这先予执行是什么意思?

先予执行,就是指人民法院在作出判决之前,裁定被告人先交给老年人一定数额的赡养费,并立即执行。让老年人的生活幸福得像花儿一样!

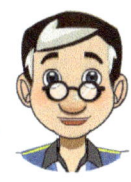

2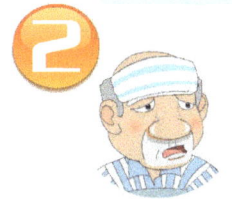

太好了,我的生活费有着落了!

现在八字还没一撇呢,想要先予执行得当事人主动提交申请。

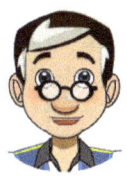

3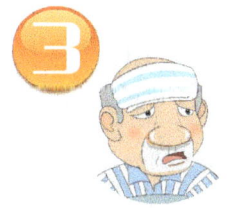

我要申请先予执行,该怎么做呢?

集齐以下三道护身符：父子关系证明、本人经济特别困难的证明、儿子有能力支付赡养费的证明，提交给法院就可以申请先予执行了。

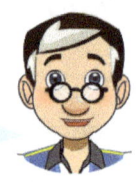

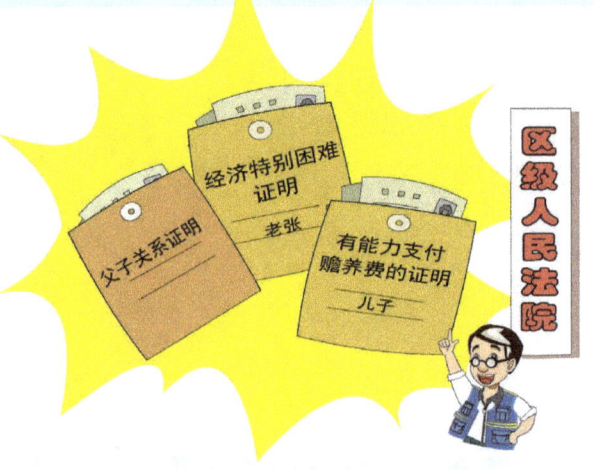

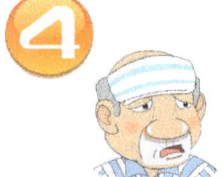

这三道护身符我得去哪里找啊？

父子关系证明可以到老张所在辖区的派出所开；本人经济特别困难的证明可以请居委会开；至于儿子有能力支付赡养费的证明，房产证明、车辆证明、收入工资证明、银行存款证明都是证明。

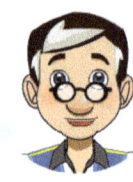

唉，我和儿子不住一块，他的房产、车辆之类的证明我都拿不到，这可怎么办？

如果老张无法证明儿子有能力支付赡养费，可以请律师和法院伸出援手调查取证，集齐护身符，那都不是事儿！最后，万教授还得提醒您：先予执行保护弱者，主动申请方可裁决！

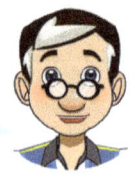

小贴士

1. 有支付赡养费能力的证明材料一般有房产证明、车辆证明、收入工资证明、银行存款证明。
2. 先予执行的申请必须由当事人自己主动提出。如不提出，法院不会自动启动先予执行程序。
3. 先予执行的前提条件，当事人之间权利义务关系明确，不先予执行将严重影响申请人的生活或者生产经营。
4. 先予执行的前提条件是被申请人有履行能力。
5. 先予执行的目标是给付钱款。

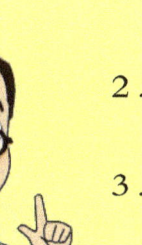

多知道点

所谓依法裁定先予执行，是指人民法院对老年人追索赡养费或者抚养费的申请，在作出判决之前，裁定被告人先交给老年人一定数额的赡养费和抚养费，并立即执行，以保证老年人的正常生活。

我国《民事诉讼法》第九十七条规定：人民法院对下列案件，根据当事人的申请，可以裁定先予执行：

（一）追索赡养费、抚养费、抚育费、抚恤金、医疗费用的。

（二）追索劳动报酬的。

（三）因情况紧急需要先予执行的。

《老年人权益保障条例》第七十四条规定，人民法院对老年人追索赡养费或者抚养费的申请，可以依法裁定先予执行；对拒不执行有关赡养费、抚养费判决或者裁定的，人民法院应当依法强制执行。

《民事诉讼法》第九十八条还规定：人民法院裁定先予执行的，应当符合下列条件：

（一）当事人之间权利义务关系明确，不先予执行将严重影响申请人的生活或者生产经营的。

（二）被申请人有履行能力。

老年人追索赡养费和抚养费的申请，及裁定先予执行的主要条件：

（一）要求老年人提起的诉求是给付之诉。追索赡养费、抚养费具有可以执行的内容，属于给付之诉，符合先予执行的标准要件。

（二）老年人与被告之间的权利义务关系明确。要求老年人追索赡养费、抚养费的案件事实十分清楚，当事人之间的是非责任显而易见。如老年人提出充分的证据，证明其子女在有能力支付的情况下没有按时足额支付赡养费。

（三）不先予执行将严重影响老年人的生活。主要是指申请先予执行的老年人依靠赡养费和抚养费维持正常生活，在法院作出生效判决前，如果不裁定先予执行，作为原告的老年人难以维持正常生活。

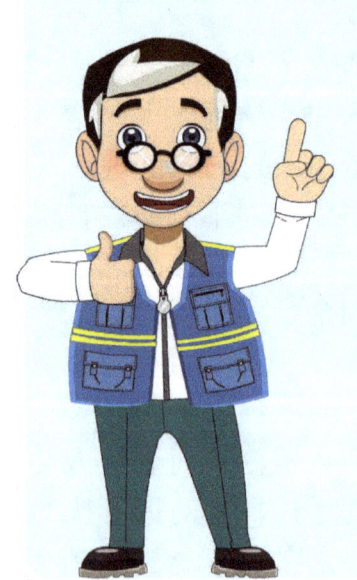

（四）被申请人有履行能力。这也是先予执行的必备条件。如果被申请人没有履行能力，先予执行也就无法进行。

（五）老年人主动提出申请。当事人主动提出书面申请是人民法院裁定先予执行的前提条件。如果老年人没有提出申请，法院不能依职权主动作出先予执行的裁定。

（以上内容由上海众华律师事务所李中华律师提供。）

小练一下

选择题

1. 老张问儿子要赡养费，打官司期间生病需要钱，应该怎么办？
A．申请先予执行　　　　B．和儿子协商

正确答案：A．申请先予执行。

2. 如果老张没有主动申请先予执行，法院会为老张裁定先予执行吗？
A．会　　　　　　　　B．不会

正确答案：B．不会。

附 件

婚前财产协议书范本

男方：姓名、年龄、身份证号

女方：同上

男女双方经自由恋爱相识谈婚，并准备依据《中华人民共和国婚姻法》之规定结为夫妻。为明确双方婚前及婚后财产的归属，债权、债务的享有与承担，以及其他财产性权益归属及责任的承担，以保障婚后生活的和睦相处、恩爱互助，经双方平等协商，自愿达成以下协议：

一、婚前财产的范围及归属

男方的婚前财产有：

1．位于×××的房屋。

2．于×××银行的存款，此款项若用于婚后共同生活，应予以返还。

3．于×××证券交易所的股票。

4．债权、基金等其他财产性权利。

5．牌号为×××的车。

女方的婚前财产有：

同上

二、婚前、婚后财产的范围及归属

1．上述婚前财产归各自所有。

2．婚后财产的各自收入所得归各自所有。

3．婚后来源于各方亲属的赠与、继承所得，不论是否明确归哪一方所有，均根据来源归各自所有。

4．婚前由一方购买，婚后继续由双方共同供款还贷的物业，该物业产权已署一方名字的，不再增加另一方名字，同时根据双方投资比例享有该物业，即婚前投资部分由一方享有，婚后共同供款还贷部分，按每人承担比例享有该物业。

三、债权、债务的享有与承担

1．婚前各方名下的债权、债务归各方享有与承担。

2．婚后因婚姻生活产生的债务由双方共同承担。

3．婚后因各方名下的投资，不论所得是否用于婚姻生活，所产生的债权、债务均由各自承担。

四、共同生活基金的设立

由于双方的婚前、婚后财产所得主要归各自所有，为保障婚姻生活的顺利进行、应付日常生活开支及小孩抚养费用的需要，同时考虑到男方的收入高于女方，双方一致同意：男方出资 X 万元（如 8 万），女方出资 X 万元（如 2 万），作为日常生活基金。此基金由女方管理，生活及抚养费开支从基金中支付，不足时按 4：1 的比例填补。

五、本协议自双方办理结婚登记之日起开始生效。

男方：　　　　　　　　女方：

签署日期　　　　　　　签署日期

图书在版编目(CIP)数据

老年人的"万一". 维权篇 / 上海市老年教育普及教材编写委员会编. —上海：上海教育出版社, 2015.7
ISBN 978-7-5444-6462-8

Ⅰ.①老… Ⅱ.①上… Ⅲ.①老年人—生活—通俗读物②法律—中国—通俗读物　Ⅳ.①Z228.3②D920.5

中国版本图书馆CIP数据核字(2015)第159050号

老年人的"万一"
——维权篇
上海市老年教育普及教材编写委员会　编
_____

出　版	上海世纪出版股份有限公司 上 海 教 育 出 版 社 易文网 www.ewen.co
发　行	中国图书进出口上海公司

版　次	2015年9月第1版
书　号	ISBN 978-7-5444-6462-8/G·5312

www.ingramcontent.com/pod-product-compliance
Lightning Source LLC
LaVergne TN
LVHW081354060426
835510LV00013B/1815